Schwarz/Schweppe/Pfau
Aphrodisiaka

Aphrodisiaka

Natürliche Geheimnisse für Lust und Liebe

Von Aljoscha Schwarz/Ronald Schweppe/
Wolfgang Pfau

Mit 10 Abbildungen

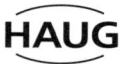

Karl F. Haug Verlag · Heidelberg

Die Deutsche Bibliothek - CIP-Einheitsaufnahme

Schwarz, Aljoscha A.:
Aphrodisiaka : natürliche Geheimnisse für Lust und Liebe / von Aljoscha Schwarz ;
Ronald Schweppe ; Wolfgang Pfau. - Heidelberg : Haug, 1999
  ISBN 3-7760-1739-2

© 1999 Karl F. Haug Verlag, Hüthig GmbH, Heidelberg

ISBN 3-7760-1739-2

Lektorat: Dr. Elvira Weißmann-Orzlowski
Umschlagfoto: Photodisc®
Umschlaggestaltung: WSP Design, 69120 Heidelberg
Graphische Darstellungen: Adrian Cornford, 64354 Reinheim
Satz: H&S Team für Fotosatz GmbH, 68775 Ketsch
Druck und Verarbeitung: Druckhaus Beltz, 69502 Hemsbach

Inhalt

Vorwort 7

Es war einmal: Die Geschichte der Aphrodisiaka 9

Ein Krückstock für die Liebe?
Sinn und Unsinn der Aphrodisiaka 12

Fragwürdige Mittel 14
„Tierische" Aphrodisiaka 14

Geheimnisse für Lust und Liebe 20
Pflanzliche Aphrodisiaka 20

Liebesmittel aus der Apotheke? 46

Aphrodisiaka der Alternativmedizin 50
Aphrodisierende Düfte 50
Die Anwendung aphrodisierender Öle 52
Aphrodisierende und erotisierende Öle 54
Blüten für die Seele: Bachblütentherapie 57
Die Anwendung der Bachblüten 58
Bachblüten für die Liebe 58
Safran & Vanille: Der Liebe die rechte Würze geben 60
Die Anwendung von Gewürzen als Aphrodisiaka 61
Sinnliche und aphrodisierende Gewürze 62

Sanfte Hände – Massagen als Aphrodisiaka 66
Von erogenen Zonen und Liebespunkten 66
Reflexzonenmassage und Akupressur für Liebende 70
Reflexzonenmassage 70
Reflexzonen an Fuß, Hand und Ohr 70
Drei Regeln für die Reflexzonenmassage 71

Akupressur 72
  Akupressurpunkte 72
  Drei Regeln für die Akupressur 74

Der Bauch – Zentrum der Erotik 76
Die Bauchmassage und ihre Wirkungen 77
Die Durchführung der Bauchmassage 78
  Punkte und Striche für die Bauchmassage 78
  Fünf Regeln für die Bauchmassage 80

Die Liebe beginnt im Kopf – Aphrodisiaka der Seele 82
Wenn der Kopf die Lust blockiert 82
Das Unterbewußtsein auf Liebe einstimmen 84
Visualisierungen – wie die Phantasie Berge versetzt 86
Entspannung und Meditation 87

Hexentrank und Liebeszauber 92
Geheimnisvolle Liebestränke 93

Die Macht der Worte 96
Rituale für die Liebeskraft 97
Mondritual für Frauen 97
Magisches Ritual für die Manneskraft 98

Nahrungsmittel als Aphrodisiaka 100
Liebe geht durch den Magen 100
Austern, Pinienkerne, Sellerie & Co: aphrodisierende Nahrungsmittel 101
Von der Fleischeslust 114
Schokolade, Kaffee und Wein – mehr als nur Genußmittel? 115
Rezepte für Liebende 118
  Liebestränke 118
  Liebesmenü für Verliebte 119

Stichwortverzeichnis 121

Vorwort

Der ewige Traum...
Schon immer träumten Männer wie Frauen davon, ihre sexuellen Wünsche und Phantasien mit einem Höchstmaß an Leidenschaft auszuleben und suchten nach den verschiedensten Möglichkeiten, ihre eigene Liebeskraft oder das sexuelle Verlangen des begehrten Partners zu beflügeln. Alles, was diese Aufgabe erfüllt, wird unter dem Begriff Aphrodisiaka zusammengefaßt. Zwar versteht man darunter in erster Linie spezielle Pflanzenrezepturen, mehr oder weniger obskure Medikamente und exotische Präparate, genaugenommen sind Aphrodisiaka aber all jene Dinge, die sexuelles Interesse erzeugen und verstärken können – und die sind folglich ebenso vielfältig, wie die Personen für die sie eingesetzt werden.

Daß raffinierte Dessous und verführerische Düfte fast jedem Mann den Kopf verdrehen, weiß wohl jede Frau. Daß die Liebeszauber aber auch in alltäglichen Pflanzen und Speisen verborgen sind, gilt es wieder neu zu entdekken. Dies ist heutzutage nicht so weit verbreitet, obwohl das Wissen darum so alt ist wie die Liebe selbst.

Wir wünschen Ihnen viel Spaß bei der Lektüre und dem Experimentieren; bevor Sie sich nun jedoch endgültig den Aphrodisiaka zuwenden, sollten Sie einen alten Spruch von Seneca nicht vergessen:

> Ich zeige Dir eine Phiole ohne Trank,
> ohne Kräuter, ohne Hexenbeschwörung:
> Willst Du geliebt werden, so liebe!

Es war einmal:
Die Geschichte der Aphrodisiaka

Adam und Eva haben's Lieben erdacht,
ich und mein Schätzle haben's auch so gemacht.
Clemens v. Brentano

Das älteste Aphrodisiakum ist wohl der Mond, von dem Christopher Fry sagte, er sei nichts anderes als ein sich im Kreise drehendes Aphrodisiakum, das von den Göttern subventioniert sei, um die Welt zu einer steigenden Geburtenrate zu provozieren.

Liebe und sexuelle Erfüllung stehen auf der Wunschliste der meisten Menschen sicherlich auf Rang Nummer Eins. So ist es heute, und so war es auch schon vor Tausenden von Jahren. Aphrodisiaka sind so alt wie die Menschheitsgeschichte; deshalb läßt sich der erste Zeitpunkt ihrer Verwendung wissenschaftlich auch nicht mehr rekonstruieren. Sicher ist jedoch, daß die Neandertaler bereits vor 60.000 Jahren Pflanzen nutzten, die auch in unseren Tagen als wirksame Aphrodisiaka bekannt sind. Leider wissen wir dies nur ansatzweise, da wir auf äußerst rare archäologische Funde angewiesen sind, die uns über diese frühe Zeit Auskunft geben können.

Mit der Erfindung der Schrift änderte sich das. Alles konnte nun überliefert werden, und auch das Wissen um die Liebesmittel wurde festgehalten. Sumerische Keilschrifttafeln, altägyptische und altchinesische Schriftrollen legen davon Zeugnis ab.

Der Name Aphrodisiakum geht auf eine Göttin zurück: *Aphrodite*, die griechische Göttin der Liebe und Schönheit. Der Sage nach wurde Aphrodite einstmals als Schaumgeborene in einer Muschelschale an den Gestaden Zyperns angespült, um den Menschen Freude und Sinnlichkeit zu bringen.

In allen Teilen der Welt wurden und werden Liebesmittel verwendet, um zu den erhofften sexuellen Freuden zu gelangen. Schon im antiken Europa galten zahlreiche Kräuter als aphrodisierend, die heute noch als Heilpflanzen bekannt sind und auch immer noch verwendet werden. Die alten Ägypter und Griechen brachten sich mit berauschenden Kräuterweinen in Stimmung, die von den Verliebten bevorzugt in den eigens dafür angelegten Liebesgärten getrunken wurden. Die Indianer der neuen Welt erfreuten sich an psychotropen Kakteenarten und halluzinogenen Pflanzensamen, die nicht nur für rituelle und religiö-

9

se Anlässe, sondern auch für die intimen Stunden zu zweit bestimmt waren. In Afrika verwendete man Yohimbe, das legendäre Potenzholz, um muntere Häuptlinge noch munterer zu machen, und vom nahen bis in den fernen Osten trugen Hanf- und Opiumschwaden beträchtlich zum Gelingen so mancher Liebesnacht bei. Aphrodisiaka jeder Art waren in allen existierenden Kulturkreisen fester Bestandteil des traditionellen Kulturguts.

Mit dem Aufkommen des sinnesfeindlichen Christentums, das die Wonnen der Fleischeslust als sündenhaft verteufelte, begann im Abendland und später natürlich überall dort, wo sich fanatische Vertreter des Christentums ausbreiteten und an Einfluß gewannen, auch die Verfolgung der bis dato hochgeschätzen Liebesmittel. Eine Ausnahme bildete allerdings das düstere Mittelalter, in dem Aphrodisiaka in Europa Hochkonjunktur hatten. Zu jener Zeit waren dem Einfallsreichtum bei der Herstellung von Zaubertränken und Liebeselixieren keine Grenzen gesetzt. Mit Alraun, Tollkraut, Bockskraut und Teufelskraut flogen seinerzeit nicht nur die Hexen in den siebten Liebeshimmel, sondern auch so mancher Junker in die Arme seiner Geliebten. Selbstverständlich half man damit nur dem Kindersegen ein wenig nach, denn solche Mittel nahm man ja schließlich nicht zum Vergnügen ein.

Mit der Aufklärung trat das wissenschaftliche Interesse an den alten Heilmitteln in den Vordergrund und entlockte den Kräutern so manches ihrer Geheimnisse, die zu ihrem aphrodisischen Ruf beitrugen.

Grundsätzlich kann man zwischen Aphrodisiaka unterscheiden, die eine echte, medizinische beziehungsweise physiologische Wirkung haben und solchen, deren Wirkung eher mythischen Ursprungs, fragwürdig oder schlicht eingebildet ist. Weshalb von letzeren nun gerade das eine und nicht das andere Mittel zum Aphrodisiakum erkoren wird, ist nicht leicht zu erklären, aber es gibt ein paar Prinzipien, die dabei helfen, diese kulturell verschiedenen Mysterien zu durchschauen.

- Manchmal ist der Grund für den guten Ruf eines Aphrodisiakums offensichtlich, wie es beispielsweise bei den Sexualorganen von Hasen der Fall ist, die ja nicht grundlos „Rammler" genannt werden.
- Manche Nahrungsmittel wurden als liebesfördernd gepriesen, weil man sie so schwer erhielt: Während man Schokolade einst als das ultimative Aphrodisiakum betrachtete, war ihre Reputation schnell dahin, als man sie überall kaufen konnte. Chillies und andere sehr würzige Speisen gelten mitunter als Aphrodisiaka, weil sie ähnliche physiologische Reaktionen hervorrufen wie Sex, so etwa einen beschleunigten Herzschlag und Schwitzen.

● Im Altertum glaubten viele Menschen an das Gesetz der Ähnlichkeit, wonach alles, was irgendwie nach Genitalien aussieht – wie ein Rhinozeroshorn oder Austern – auch die Kraft von Genitialien haben könnte. Und weil Aphrodite dem Meer entstieg, erachtete man auch sehr viele Meerestiere als Aphrodisiaka.

Abgesehen von all diesen Liebesmitteln – deren Wirksamkeit nicht immer als gesichert gelten kann – gibt es aber auch eine große Anzahl von Substanzen, die nachweislich eine physiologische und oftmals auch eine psychische Wirkung haben. Doch das wirksamste aller Aphrodisiaka ist vielleicht immer noch unser Kopf.

Ein Krückstock für die Liebe?
Sinn und Unsinn der Aphrodisiaka

Das Glück ist die Liebe, die Lieb' ist das Glück,
ich hab es gesagt und nehm's nicht zurück!
Adalbert von Chamisso

Der eine bedenkt sie mit einem mitleidigen Blick, ein anderer schwört darauf. Über den Sinn und Unsinn von Aphrodisiaka kann man wahrlich trefflich streiten, wie über das Wetter oder einen Hut. Sicherlich lassen sich damit keine Wunder vollbringen. Kaum wird man das „Objekt der Begierde" gewogen stimmen können, wenn die Zuneigung von vorne herein fehlt. Und sicherlich sind Aphrodisiaka in der Regel nicht geeignet, wirklich kranken Menschen zu neuer Liebeskraft zu verhelfen, wenn der Körper es nicht erlaubt.

Physiologisch bedingte Potenzstörungen, egal ob bei Frau oder Mann, können die verschiedensten Ursachen haben. Hormonelle Störungen, Durchblutungsprobleme, organische Störungen, Streß oder andere psychische Belastungen gehören in die Hände eines erfahrenen Arztes, der meist gezielt Abhilfe schaffen kann. In solchen Fällen kann es mitunter sinnvoll sein, selbst mit Aphrodisiaka aus der sanften Alternativmedizin zu experimentieren, doch ist der Gang zum Gynäkologen beziehungsweise Andrologen durchaus vielversprechend. Bei körperlichen Störungen liegt die Heilungsquote der modernen Gynäkologie und Urologie heute bei fast 90 Prozent, bei psychischen Störungen sogar noch etwas darüber.

Die meisten Aphrodisiaka sind keine Wundermittel um Sexprotze heranzuzüchten oder Frauen gefügig zu machen, sondern eher Genußmittel, wie ein gutes Glas Wein, die einen subtilen Einfluß auf unsere Libido ausüben. Der spielerische Umgang damit kann dazu beitragen, Sexualität gemeinsam lustvoller und bewußter zu erleben. Aus diesem Grund wäre es auch falsch, den Liebesmitteln allzuviel Bedeutung für ein erfülltes Geschlechtsleben beizumessen, sondern man sollte sie eher als das sprichwörtliche „Salz in der Suppe" betrachten, um ein wenig Würze ins Schlafzimmer zu bringen.

In den meisten monogamen Beziehungen bleibt es nicht aus, daß die anfängliche körperliche Lust mit den Jahren schwindet und das lodernde Feuer immer mehr zum wärmenden Herd wird, an dem sich beide Partner geborgen fühlen.

Eine solche Entwicklung ist sicherlich eine solide Basis für eine vertrauensvolle Partnerschaft, hinterläßt aber meist auch das Gefühl dafür, etwas verloren zu haben. Zu einer erfüllten Beziehung gehört nicht nur gegenseitiges Vertrauen und Verständnis, sondern auch das Gefühl, sexuell noch attraktiv zu sein und begehrt zu werden. Um dieses Ziel zu erreichen, muß immer wieder Energie in eine Partnerschaft gesteckt werden – denn nur so kann sie wirklich lebendig gehalten werden. Neben dem spielerischen Experimentieren mit neuen erotischen Techniken, können auch Aphrodisiaka dazu beitragen, die Sexualität gemeinsam immer wieder aufs Neue zu entdecken. Dabei ist es wichtig, entspannt und einfühlsam miteinander umzugehen und sich von jeder Art des Leistungsdenkens freizumachen, denn Sex soll Spaß machen und nicht zum Hochleistungssport werden, bei dem wir uns etwas beweisen müssen. Während für Frauen der Reiz von Aphrodisiaka wohl in erster Linie darin liegt, ihre Sinnlichkeit zu entdecken und weiter zu entwickeln, laufen Männer eher Gefahr, sie als reine Dopingmittel zu betrachten, von denen sie sich körperliche Höchstleistungen versprechen. Wer sich solche Forderungen auferlegt, macht sich das Lieben unnötig selber schwer und blockiert die eigenen Energien, anstatt sie im freien Austausch mit dem Partner fließen zu lassen.

Aphrodisiaka sind wunderbar dazu geeignet, die eigene Körperlichkeit bewußter und intensiver wahrzunehmen und sollten als eine von vielen Möglichkeiten der Luststeigerung betrachtet werden. Bei der Verwendung von Aphrodisiaka spielt das Motiv die entscheidende Rolle, denn wer aus einem Gefühl des Mangels danach greift, wird nicht so reich belohnt werden, wie derjenige, welcher sie als ein Geschenk der Natur an die Liebe betrachtet.

Fragwürdige Mittel

„Tierische" Aphrodisiaka

Eine große Anzahl verschiedenartigster Tierpräparate wurde schon immer als Aphrodisiaka genutzt, obwohl diese Präparate im allgemeinen keinen nennenswerten Nutzen haben.

Es gibt mittelalterliche Rezepturen, in denen es galt, getrocknete, schwarze Ameisen mit Olivenöl zu verspeisen. Eidechsen wurden von den Arabern und Südeuropäern hoch geschätzt, die das Kriechtier am liebsten pulverisiert mit einem guten Tropfen Wein zu sich nahmen oder im Rahmen eines größeren Festmahls gleich im Stück verzehrten. *Sticus officinalis*, eine jener bedauernswerten Echsen, galt im 18. Jahrhundert als sehr beliebtes Aphrodisiakum, das sich sogar die hoch im Norden lebenden Schweden schmecken ließen; und in verschieden ostasiatischen Ländern gilt der Verzehr von Schlangenblut als äußerst wohltätig für schlappe Männer.

Für ungebrochene Energien beim Geschlechtsverkehr empfehlen manche „Tier-Fans", den Penis und die Vulva mit Schakals-, Wildsaugalle oder Eselsmilch einzureiben. Nach Belieben könne auch das Fett von einem Kamelshöcker aufgetragen werden. Es wird gesagt, Mann könne damit wahre Wunder vollbringen – wie dem auch sei, zumindest die Schmierung dürfte wunderbar sein.

Wem sein gutes Stück zu klein erscheint, kann es mal mit Blutegeln versuchen, denn sie stehen in dem Ruf, gerade für Abhilfe bei derartigen Problemen zuständig zu sein. Mit etwas Zeit kann man aus ihnen eine wunderbare Paste herstellen. Genaugenommen geschieht das eigentlich von ganz allein, denn die Ekeltierchen werden dazu nur zusammen in ein großes Glas gesperrt und solange in einem Komposthaufen vergraben, bis sie kompostiert und somit streichfähig sind. Bleibt nur noch die tägliche Ölung und das geduldige Warten mit dem Metermaß.

Leiden Sie unter Gallensteinen? Machen Sie doch noch ein bißchen Profit und verkaufen die guten Stücke auf dem internationalen Markt, denn in einigen asiatischen Ländern gelten sie als exzellente Aphrodisiaka, für die auch exzellent bezahlt wird; der Marktwert liegt derzeit bei etwa 15.000 US-Dollar pro Kilogramm Gallensteine.

Über Gaumen- zu Liebesfreuden? Angesichts so exotischer Speisen wie Affenfleisch, lebendigen Schlangen und Tiergenitalien erscheint der Kult um die Potenz doch mitunter recht merkwürdig – und es drängt sich förmlich die Frage auf, wie es wohl dazu kommen mag, daß der Geist sich so sehr durch die Begierden verwirren lassen kann, um so schimärischen Träumereien wie der von einer allzeit bereiten Dauererektion zu erliegen.

Tiere wurden schon immer für die Herstellung von Aphrodisiaka, Medikamenten, Liebes- und Zaubermitteln verwendet. Dennoch stehen solche Produkte weit hinter pflanzlichen Mitteln zurück – sowohl in ihrer fragwürdigen Wirksamkeit, als auch in ihrer Bedeutung als Aphrodisiaka.

Ambra

Ambra (französisch *ambre gris*: grauer Bernstein) ist eine teerähnliche, dunkelgrau gefärbte Substanz mit gelben oder roten Streifen, die Pottwale vermutlich als Ausscheidungsprodukt unverdaulicher Reste in ihrem Darm produzieren. Oftmals verstopfen die harten Klumpen den Darm des Wales und führen zu seinem Ende. Meist findet sich die kostbare Substanz in Klumpen von wenigen Gramm bis zu über einem Zentner Gewicht an tropischen Stränden, an die sie angespült werden. Frisches Ambra hat einen penetrant stechenden Geruch, der beim Trocknen süß und modrig wird.

In Arabien und in Europa galt Ambra als Allheilmittel und Aphrodisiakum. In der Parfümindustrie erlangte es unschätzbaren Wert, weil der Stoff wie kein anderer die Verdunstung der ätherischen Öle verlangsamt. Die Nachfrage nach Ambra übersteigt bei weitem das schwankende Angebot und macht es zu einem der teuersten Naturprodukte, die es gibt.

Seinen Ruf als Aphrodisiakum trägt Ambra möglicherweise zu Recht, denn in einem wissenschaftlichen Experiment mit Ratten konnte beobachtet werden, daß unter dem Einfluß von Ambrein, dem Hauptwirkstoff von Ambra, die männlichen Tiere eine erhöhte, dosisabhängige Kopulationsbereitschaft zeigten.

Geweihe

Möglicherweise liegt es an der Ähnlichkeit mit einem erigierten Penis, daß Geweihe und Hörner schon lange als Aphrodisiaka benutzt werden; vielleicht aber auch an der stolzen Männlichkeit der Tiere.

Rentiere werfen jährlich ihre Geweihe ab, die von findigen Händlern in Kanada, Finnland, Norwegen und Schweden nach Japan exportiert werden, wo Liebesmittel aller Art daraus gemacht werden. Nachdem frische Geweihe natürlich wesentlich heilkräftiger sind als die abgeworfenen, das mutwillige Entfernen derselben von lebenden Hirschen jedoch verboten ist, ließen sich die Japaner sogar lebende Rentiere einfliegen, um den hohen Qualitätsansprüchen gerecht zu werden.

Der Tibet-Rothirsch war lange Zeit auf der Liste ausgestorbener Tiere, bis vor kurzem eine Herde mit über 200 Tieren auf den 4000 Meter hoch gelegenen Bergwiesen Tibets gesichtet wurde. Der Grund, weshalb die Tiere als ausgestorben galten und immer noch äußerst bedroht sind, ist ihr samtweiches Geweih, das wegen seiner aphrodisischen Wirkung heiß begehrt ist.

Nashorn

Pulverisiertes Nashorn (das Horn und nicht das Tier) gilt in Ostasien als Allheilmittel gegen alles vom Nasenbluten über Kopfweh bis hin zur Lebensmittelvergiftung. Selbstverständlich wird es auch als Wundermittel erachtet, wenn es darum geht, die männliche Standhaftigkeit zu erhöhen. Ursprünglich war es eigentlich der Nashornpenis, dem man jene Eigenschaften zuschrieb, dann aber wurde das Horn zum Objekt der Begierde. Die gnadenlose Jagd der Dickhäuter führte dazu, daß alle fünf Nashornarten heute auf der Liste der gefährdeten Arten stehen. Das Nas-Horn ist jeodch kein Horn im eigentlichen Sinne, da es nicht mit dem Schädel verwachsen ist. Es wird von der Haut gebildet und besteht aus Keratin, denselben Fasern, aus denen auch Nägel und Haare bestehen. Denmach müßte der Verzehr geschnittener Fingernägel denn auch denselben Effekt auf die Potenz haben wie ein Rhinozeroshorn – doch diese Vorstellung ist nicht so populär. Die Untersuchung der anderen Bestandteile des Nashorns ergab noch Mengen an Zucker, Phosphor, Ethanolamin und ein paar Aminosäuren, von denen bestenfalls Arginin einen Effekt auf das Sexualleben haben könnte.

Am 29. März 1993 wurde die Verwendung von Nashorn-Hörnern und Tigerknochen für medizinische Zwecke in der Volksrepublik China gesetzlich verboten. Der Handel kam dadurch aber nicht zum Erliegen, zumal die Preise für die begehrten Hörner astronomisch hoch sind. 1990 lag der Kilopreis für asiatische Hörner in Thailand bei 21.000 US-Dollar, in Taiwan sogar bei 54.000 US-Dollar.

Schlangenblut

In Teilen Ostasiens wird Schlangenblut verwendet, um der männlichen Libido ein wenig auf die Sprünge zu helfen. Es kommt dabei weniger auf die verwendete Art an, solange sie nur möglichst giftig ist. Dabei scheint die Kobra klar das Rennen um die Gunst der Bedürftigen gewonnen zu haben. Die besten Resultate erhofft man sich von frischem Blut der Schuppentiere. In Malaysia gibt es spezielle Salons, in denen lebende Schlangen serviert werden. Der Schwanz des armen Reptils wird dazu angestochen und der Kunde saugt für ein paar Minuten das frische Blut, um sich für seine Liebesabenteuer zu stärken. Das Tri Ky Restaurant ist bekannt für seine tierischen Cocktails, hier mixt man Kobrablut und Hochprozentiges. Wahlweise gibt's auch mal eine Fledermaus, die als ebenso potenzerweckend gilt. Wie es sich für ein gutes Restaurant gehört, wird das Flattertier am Tisch geköpft, fachgerecht ausgeblutet und gebraten. Ein solches Fledermausmenü mit Blutcocktail hätte Graf Dracula sicherlich das Herz gebrochen.

Spanische Fliege

Die spanische Fliege gilt wohl als der Klassiker unter den Potenzmitteln. Es handelt sich dabei um einen ein bis zwei Zentimeter großen, schillernd-grünen Käfer *Lytta vesicatoria*, der in Südeuropa gefunden werden kann. Das ziemlich streng riechende Insekt mit dem brennenden Geschmack wurde früher getrocknet und zermahlen als Reizstoff und harntreibendes Mittel verabreicht, galt aber insbesondere bei älteren Herren als hervorragendes Aphrodisiakum.

Die ersten Hinweise auf seine medizinische Nutzung gehen auf Hippokrates und Celsus zurück. Angeblich soll die römische Kaiserin Livia Mitgliedern der Herrschaftsfamilie den Wunderkäfer unter das Essen gemischt haben, um sexuelle Ausschweifungen zu provozieren, die sie später als Druckmittel für ihre Intrigen benützen konnte.

Während des Mittelalters geriet die Spanische Fliege in Vergessenheit, behielt aber bis heute ihren legendären Ruf als Aphrodisiakum.

Der lateinische Name leitet sich von dem griechischen Wort *lytta* (Wut) und dem lateinischen Wort *vesica* (Blase) her und deutet schon die Vergiftungssymptome einer Überdosierung an – innerlich Entzündungen und äußerlich Hautreizungen mit Blasenbildung.

Der Käfer enthält 0,5-1 % des aktiven Inhaltsstoffes Kantharidin, das in Wasser schwer, in Öl jedoch sehr gut löslich ist. Oral aufgenommen ist der Stoff hochgiftig, er wird jedoch auch über die Haut resorbiert. Wer am Kantharidismus erkrankt ist, muß mit schweren Magen-Darm-Krämpfen und einer Nierenkolik rechnen, die zum Kollaps und schließlich Tod führen kann. Die Aufnahme von 1,6 Gramm pulverisiertem Käfer wirkt nach 26 Stunden tödlich. Die Ausscheidung des Stoffes erfolgt über die Nieren, was eine Reizung des Urogenitaltraktes zur Folge hat. Diese Reizwirkung bewirkt eine verstärkte Durchblutung wodurch eine dauerhafte Erektion begünstigt wird.

Giftmischerei | 1772 bot der berüchtigte Marquis de Sade ein paar Prostituierten Konfekt mit Spanischer Fliege an und feierte eine wilde Orgie mit ihnen. Der erhoffte „Kick" blieb jedoch aus, statt dessen wurden die Mädchen erbärmlich krank, und der Marquis mußte sich wegen Giftmischerei vor Gericht verantworten.

Tiergenitalien

Organtherapie war während der Römerzeit schon eine bekannte Methode, sexuelle Probleme zu behandeln. Ihre Wirksamkeit beruht auf der Annahme, der Verzehr eines gesunden Tierorgans könne Fehlfunktionen des korrespondierenden menschlichen Organs kurieren.

Was ißt man also bei Potenzproblemen? Richtig, Genitalien aller Art, einschließlich Penis, Gebärmutter und Hoden von Affen bis zu Zebras. Der Gebrauch von Wild-Genitalien geht zurück bis in die Antike. So empfiehlt Hippokrates Hirschpenis gegen Schlangenbisse, und noch im 18. Jahrhundert verwendete man ihn in medizinischen Präparaten zur Behandlung von Vergiftungen, Blasensteinen, Blut im Urin und Impotenz. Die Hoden waren nicht ganz so bekannt, wurden aber dennoch pharmakologisch als Aphrodisiakum geführt.

Der indirekte Gebrauch von Tiergenitalien findet sich in einem alten Rezept, wo vorgeschlagen wird, Geflügel mit einem Gemisch aus Getreide, gekochtem Eselspenis und Zwiebeln zu füttern, bevor man es schlachtet. Das soll angeblich positiv auf die sexuelle Kraft und Ausdauer des Mannes wirken. Selbst heute noch gibt es einen Markt für solche Kuriositäten. 1994 soll eine Kanadische Firma 50.000 Seehundkadaver nach China geliefert haben, deren Genitalien für über 100 US-Dollar gehandelt wurden während der Pelz, das Fleisch und der Seehundtran lediglich 20 US-Dollar einbrachten.

Tigerpräparate

Wieder einmal sind es die Asiaten, die glauben, man könne sich die Kraft und Anmut der Großkatzen einverleiben, indem man einfach Teile davon verspeist.

Tigerorgane, egal ob Knochen, Fett, die Leber oder auch der Penis, gelten dort als kräftiges Aphrodisiakum. Ein Täßchen Tigerpenissuppe geht in Taiwan und Südkorea schon mal für 350 US-Dollar über den Ladentisch und hat dabei den wunderbaren Effekt, daß man ebenso wie der Tiger 15 Sekunden lang sagenhaft guten Sex machen kann. Tiger-Barthaare gelten in Indonesien als Aphrodisiakum, werden in Malaysia aber als giftig erachtet.

Bedenkt man nicht nur die fragwürdige Wirkung solcher Mittel, sondern auch, daß alle Tigerarten heute stark vom Aussterben bedroht sind, erscheint die Verwendung von Tigerpräparaten mehr als unsinnig. Liegt es nicht viel näher Igel oder Stachelschweine zu rasieren und ihre Stacheln zu pulverisieren – bei soviel Steifheit und Härte?

Geheimnisse für Lust und Liebe

Pflanzliche Aphrodisiaka

Die ältesten Aphrodisiaka der Menschheit sind natürlich pflanzlicher Herkunft. Die „Naturapotheke" hält für jeden Anlaß ein passendes Mittel bereit – zur Überwindung von Hemmungen, zur Steigerung des Lustempfindens oder zur Verlängerung des Liebesspiels. Auch um die pflanzlichen Aphrodisiaka ranken sich mancherlei Mythen, doch im Gegensatz zu den oben beschriebenen tierischen Aphrodisiaka mit eher fragwürdiger Wirkung haben es die Inhaltsstoffe mancher „Liebespflanzen" wirklich in sich. Unter anderem finden sich Alkaloide, Vitamine und Aminosäuren in aphrodisierenden Pflanzen, Stoffe, die eine starke und auch naturwissenschaftlich nachvollziehbare Wirkung auf den menschlichen Körper (insbesondere die untere Hälfte) und auf das Empfinden haben.

Einige der im Folgenden beschriebenen Pflanzen und Mittel pflanzlicher Herkunft wirken zwar aphrodisierend, sind allerdings mit Nebenwirkungen verbunden, die diese Mittel weniger empfehlenswert erscheinen lassen; bei anderen müssen wir Ihnen deshalb abraten, weil sie Sie in Konflikt mit unserem veralteten Betäubungsmittelgesetz bringen würden – beispielsweise Marihuana. Doch etliche Pflanzen – darunter so bekannte, wie Waldmeister, Ginseng oder Guarana – sind als Aphrodisiaka wirksam und empfehlenswert!

Alkohol

Auf den ersten Blick hat Alkohol nichts im Pflanzenreich verloren. Dennoch ist er unter dieser Rubrik aufgeführt, weil seine Herkunft eng damit verknüpft ist. Alkohol ist ein sehr altes Rauschmittel, auf das der Mensch wohl zum ersten Mal aufmerksam wurde, als er vergorene Früchte zu sich nahm.

Verbreitung

> Man nimmt an, daß schon die Sumerer vor 4000 Jahren Bier gebraut haben. In der frühen Bronzezeit von 3500 bis 2000 v.Chr. drang der Alkohol über die ägäischen und anatolischen Kulturen weit nach Europa vor und fand nicht zuletzt durch die Christen, die ihn zu einem Sakrament erhoben, seine weite gesellschaftlich anerkannte Verbreitung.

Der Gebrauch von Alkohol, um die Libido zu stimulieren, hat eine uralte Tradition. *Sine Ceres et Libero friget Venus* (Ohne Ceres und Libero [= Bacchus] friert Venus), das heißt ohne Essen und Wein gibt es keine Liebe, schrieb Terence in Eunuchus. Sein übermäßiger Genuß hingegen läßt sich meist nicht in Einklang mit einer erfüllten Liebesnacht bringen. „Eine richtige Vergiftung ist sehr unangenehm, aber nur vorzugeben, man sei betrunken, kann durchaus hilfreich sein", schrieb Ovid in *Ars amatoria*, weil man dann jede schlechte Gewohnheit auf den Alkohol schieben kann. Seine Wirkung ist also ambivalent, denn in geringen Mengen wirkt er erregend, ein wenig höher dosiert schon ermattend und leistungsmindernd. Ein kleiner Trunk löst Angstzustände und wirkt enthemmend, was gerade schüchternen Personen hilft, aber die beruhigenden Effekte treten rasch in den Vordergrund.

Einer Studie zufolge, die 1994 in dem Wissenschaftsmagazin *Nature* veröffentlicht wurde, erhöht Alkoholgenuß die Testosteronproduktion bei Frauen, die normalerweise zehnmal geringer ist als die von Männern. Schon ein geringer Überschuß dieses Hormons soll bei Frauen einen dramatischen Anstieg der Libido bewirken – na dann Prost!

Wer dem Alkohol nichts von seiner sexuellen Energie abtreten will, sollte darauf achten, nicht mehr als ein halbes Gramm reinen Alkohol pro Kilogramm Körpergewicht zu trinken. Bei einem Körpergewicht von 75 Kilogramm entspricht das in etwa einer halben Flasche Wein.

Alraune (Mandragora officinarum)

Die auch als Satansapfel, Mandragora, Liebesapfel und Dudaim bekannte Pflanze gehört zur Familie der Nachtschattengewächse (Solanaceae). Ihren Ruf als Aphrodisiakum verdankt sie wohl in erster Linie ihrer großen, rübenartigen Wurzel, die oftmals menschenähnliche Gestalt hat. Sie kann bis zu einem Meter tief in den Boden reichen und ist nicht selten geteilt, was ihr die Ähnlichkeit mit menschlichen Gliedmaßen verleiht.

Die eirunden Blätter der Alraune ragen nicht weit aus dem Erdboden empor und umgeben rosettenartig die malvenfarbigen oder lila-weißen Blüten. Im Frühsommer reifen ihre fleischigen Früchte, orangerote Beeren, die sogenannten Liebesäpfel. Die Alraune ist im südeuropäischen Raum, insbesondere in Griechenland und dem Latium heimisch, wo sie steinige Böden und Brachland bevorzugt.

Die sexuell stimulierende Wirkung, die der Alraune nachgesagt wurde, beruhte wohl in erster Linie auf der Ähnlichkeit zwischen der Wurzel und menschlichen Genitalien. Jedenfalls ist der Glaube an ihre Kraft recht alt, denn man findet sogar in der Bibel eine Stelle mit eindeutigem Inhalt: „...Und als

Jakob am Abend vom Feld kam, da ging Lea hinaus, ihm entgegen, und sagte: Zu mir sollst du eingehen, denn gekauft habe ich dich, gekauft mit den Dudaim meines Sohnes. Da lag er in dieser Nacht bei ihr." (Genesis 30.16). Mit anderen Worten ist der eigentliche Wert des Krauts weniger in seiner medizinischen Wirkung zu sehen, vielmehr als Mittel, den zukünftigen Bettgenossen zu bestechen.

Flugtrank

> Im Mittelalter wurden sowohl Wurzeln als auch Früchte der Alraune bevorzugt von Hexen und Alchimisten für die Herstellung von Liebes–elixieren und dem sagenumwobenen Flugtrank verwendet, mit dem sie sich dann in Richtung „Wolke Sieben" davonmachten.

Wie alle Nachtschattengewächse ist die Alraune reich an Scopolamin, Atropin, Hyosciamin und Mandragorin, einem Betäubungsmittel, das hier in hohen Konzentrationen vorhanden ist. Die oben genannten Stoffe hemmen den Parasympathikus, wirken schlaffördernd und mild halluzinogen. Die Hirnwellenaktivität wird während des Schlafs herabgesetzt und ähnelt der des REM-Schlafs, in dem das Traumerleben stattfindet. Gleichzeitig wird der Tiefschlaf unterbunden, was oftmals luzide, also Wachträume hervorruft. Das Kraut ist allerdings außerordentlich giftig und wirkt aufgrund der enthaltenen Tropane herzschädigend. Aus diesem Grund und vor allem wegen der entstehenden Toleranz ist von ihrem Gebrauch abzuraten.

Alstonia (Alstonia scholaris)

Die Alstonia ist auch unter den Namen Weißquirlbaum, Dita und Schulholzbaum bekannt. Der bis zu 25 Meter hoch wachsende Baum mit seinen länglichen, gestielten Blättern und den weißen, trichterförmigen Blüten findet sich vorwiegend in den tropischen Regenwäldern Ostasiens, Indiens und auf den Philippinen.

Die Bezeichnung Schulholzbaum hat ihren Ursprung im Gebrauch seiner Rinde, die sich in pergamentartigen, sehr dünnen Schichten ablösen läßt und von den früheren asiatischen Gelehrten als Papierersatz verwendet wurde. Die geruchlose, sehr bitter schmeckende Rinde enthält auch medizinisch wertvolle Inhaltsstoffe, weshalb sie als Tee verabreicht, in der asiatischen Volksmedizin ein geschätztes Mittel gegen Menstruationsbeschwerden ist. Die eigentlich aphrodisierenden Wirkstoffe lassen sich aus den Samen der Alstonia extrahieren und werden zusammen mit den Rindenextrakten in der modernen Homöopathie zur Behandlung von Durchfallkrankheiten und der Ruhr eingesetzt.

Die Samen wurden erstmals in Indien als Aphrodisiakum verwendet und dienten dazu, mit Hilfe tantrischer Rituale die Genitalmuskulatur zu stärken. Durch die bewußte Kontrolle dieser Muskeln kann eine anhaltende Erektion erlangt und der Orgasmus verzögert werden.

Die Samen des Ditabaumes enthalten das pharmakologisch wirksame Alkaloid Chlorogenin, das für seine aphrodisierenden Eigenschaften verantwortlich gemacht wird. Seine Wirkung ist dabei weniger psychischer, sondern vielmehr organischer Natur, weil Chlorogenin als allgemeines Allergen eine leichte Reizung des Urogenitaltraktes verursacht. Durch seine prickelnde Stimulation und tonische Wirkung auf Nerven und Kreislauf führt die Einnahme des Extrakts zu einer anhaltenden Erektion und einem verzögerten Orgasmus.

Für die Zubereitung des Extrakts werden 2 Gramm Samen in einem Mörser zerstampft und mit $\frac{1}{2}$ Liter Wasser aufgegossen. Nachdem die Mischung cirka zwölf Stunden lang geruht hat, wird sie durch ein Teesieb gefiltert und kann dann getrunken werden.

Die richtige Dosierung hängt selbstverständlich vom Körpergewicht und der allgemeinen Verträglichkeit ab. Experimentieren Sie dabei vorsichtig, weil Chlorogenin allergen – und somit reizend auf Blase und Genitalien – wirkt.

Betelnuß (Areca catechu)

Die Betelnuß ist die Frucht der Areca- oder auch Katechupalme, die im gesamten südpazifischen Raum, Indien und Südostasien beheimatet ist. Der beringte Stamm der schlanken, bis zu 25 Meter hohen Palme trägt breite, fiedrig zerteilte Blätter, unter denen die Nüsse an Fruchtständen heranreifen. Wegen ihrer geschätzten Früchte und der Blätter, die auch zum Tabakrollen benutzt werden, ist die Betelpalme eine der am weitesten verbreiteten Nutzpflanzen der Erde.

Das Kauen von Betel hat in Indien und Südostasien eine sehr lange Tradition und wird heute von rund 100 Millionen Menschen praktiziert. Charakteristisch für den häufigen Betelgenuß ist die damit einhergehende rote Verfärbung des Zahnfleisches, die in Asien stolz zur Schau getragen wird. Um den Betelbissen geschmacklich aufzuwerten, wird er zusätzlich mit Muskatnuß, Kardamom oder Kurkuma versetzt und als fertige Betelmischung in ein Betelpfefferblatt gerollt auf Marktplätzen oder am Straßenrand verkauft.

Die Betelnuß ist reich an Arecolinöl, einem psychisch wirksamen Alkaloid, das zur selben Wirkstoffgruppe gehört, wie das Muscarin des Fliegenpilzes. Es ist ein mildes Stimulans des Zentralnervensystems, das die Speichel- und Schweißsekretion sowie die Darmtätigkeit und Atmung erhöht, während es die Herztätigkeit verlangsamt. Um das Arecolinöl über die Mundschleimhaut aufnehmen zu können, muß es durch eine alkalische Reaktion verändert werden, was dadurch erreicht wird, daß der Betelmischung eine Prise gebrannter Kalk zugefügt wird, der zusammen mit dem Speichel alkalisch reagiert.

Nußgenuß

> Um in den Genuß der Nuß zu kommen, mischen Sie eine Messerspitze gebrannten Kalk mit einer fein zerstoßenen Betelnuß und behalten das Ganze ungefähr eine Stunde im Mund, wobei Sie den Speichel immer wieder ausspucken sollten.

Dabei gilt es jedoch zu bedenken, daß diese relativ aggressive Mischung die Zähne und Mundschleimhaut schädigt, weshalb notorische Betelkauer nach vielen Jahren des Mißbrauchs meist nicht mehr viel haben, womit sie kauen können. Eine Überdosis kann Rauschzustände, Durchfall und sogar den Tod durch Atemlähmung hervorrufen, der bei Mengen von 8-10 Gramm Betelnuß zu erwarten ist.

Der stimulierende Effekt der Betelnuß auf das Geschlechtsleben beruht in erster Linie auf der Anregung des Zentralnervensystems, so daß die Stimmung angehoben und eine allgemeine körperliche Spannung aufgebaut wird.

Bilsenkraut (Hyoscyamus niger)

Während es im Mittelmeerraum, bevorzugt an warmen, nährstoffreichen Standorten üppig gedeiht, ist Bilsenkraut in Deutschland eher selten anzutreffen. Der Stengel und die fiederspaltig geteilten Blätter der 30-60 cm hohen Pflanze sind klebrig behaart; in der Blütezeit von Juni bis Oktober bringt sie orange-gelbe, trichterförmigen Blüten hervor.

Der Sage nach soll Herakles das Drachenkraut (*Pythonion*) als erster entdeckt haben. Im Altertum gehörte Bilsenkraut zu den heiligen Pflanzen des Sonnengottes und wurde im Rahmen ritueller Handlungen verwendet. Während die Priesterinnen der alten Orakel neben Myrrhe und Olibanum den Rauch von Bilsensamen inhalierten, um sich in einen tranceartigen Zustand zu versetzen, stellten die Heilerinnen und Hexen für ihre Kundschaft Liebestränke daraus her. Im keltischen Kulturkreis verehrte man das Kraut unter dem Namen *Belinuntia* (Kraut des Sonnengottes *Bel*), und die alten Germanen widmeten ihm sogar eine eigene Göttin, die Bilsenfee *Bil*. Die toxischen Alkaloide wurden damals sowohl dazu verwendet, Wurfspieße zu vergiften, als auch um Drogen mit visionärer Wirkung herzustellen.

> Anscheinend waren die hervorgerufenen Visionen so anregend, daß man bald darauf kam, auch das Bier mit Bilsenkraut zu veredeln. Die Stadt Pilsen und das Pilsener Bier tragen ihre Namen als Vermächtnis dieser Tradition. Seit 1516 wurde der berauschende Zusatz von Pilsener Krut durch das deutsche Reinheitsgebot untersagt.

Visionen

Wie zahlreiche Nachtschattengewächse ist das Bilsenkraut reich an Atropin, Hyoscin und Hyosciamin, die sich dämpfend auf den Parasympathikus auswirken. Als tödliches Gift erhielt das Atropin den Namen der griechischen Schicksalsgöttin Atropos. Das Alkaloid, das vor allem auch in den Beeren der einheimischen Tollkirsche enthalten ist, wirkt anregend auf das Zentralnervensystem (ZNS), führt zu Erregungszuständen, Delirien und Wärmestau, der bisweilen lebensbedrohlich werden kann. Ein Begleiteffekt sind stark geweitete Pupillen, weshalb das Gift nicht nur damals gerne von venetianischen Damen verwendet wurde, um schön auszusehen, sondern heute auch in der Augenheilkunde eingesetzt wird.

Im Gegensatz zu Atropin dämpft Hyoscin bereits in geringer Dosierung das ZNS, vermindert den Muskeltonus und wirkt einschläfernd. In höherer Konzentration können Wahnvorstellungen und Halluzinationen auftreten.

Die aphrodisierende Wirkung des Bilsenkrauts entsteht wohl in erster Linie aus der Kombination von physischer Erregung und psychischer Entspannung. Aufgrund der Toxizität der Pflanze und insbesondere der Samen sollte – wenn überhaupt – nur sehr vorsichtig damit experimentiert werden. Eine leichte Rauchmischung aus Bilsenkrautblättern und Hanfblüten kann aber durchaus anregend wirken und die Liebeslust wecken.

Coca (Erythroxylum coca)

Seit über zweitausend Jahren wird der Cocastrauch als Kulturpflanze von den südamerikanischen Indianern der Anden angebaut und als Aufputschmittel, Aphrodisiakum und Schmerzmittel verwendet.

> Der Sage nach entwuchs der erste Cocabusch dem Körper einer wunderschönen und verführerischen Frau, die fortan als die Liebesgöttin Mama Coca gepriesen ward.

Mama Coca

Die Einheimischen kauen die anregenden Cocablätter zusammen mit etwas Kalk, der die Aufnahme des Wirkstoffs erleichtert. In extremen Höhen der Anden, wie in Machu Picchu, ist Coca ein Energielieferant erster Güte, der den Einheimischen bei der täglichen Bewältigung ihrer anstrengenden Arbeiten hilft.

Im 19. Jahrhundert wurde das in den Blättern enthaltene Kokain extrahiert und in der Zahnmedizin und Augenheilkunde als örtliches Betäubungsmittel eingesetzt. Nachdem Sigmund Freud begonnen hatte, die Wirkungen des Kokains in Eigenexperimenten zu erkunden, verfiel er rasch seiner verlockend aufputschenden und aphrodisierenden Wirkung. Seine Veröffentlichungen rückten das Schnupfpuder in den Mittelpunkt der Öffentlichkeit, von der es schnell angenommen wurde. In den zwanziger Jahren erlebte der Kokainismus in Europa seinen Höhepunkt und Kokain war die Modedroge schlechthin. Noch heute ist Coca und Cola buchstäblich in aller Munde, wobei die heutige Mischung der schwarzen Brause nichts mehr mit dem ursprünglich recht kräftigen Coca-Extrakt zu tun hat.

Kokain wirkt stärker auf das periphere Nervensystem als auf das Gehirn. Es bewirkt nahezu sofort nach der Einnahme eine deutliche Stimulation der körperlichen und geistigen Energien und führt zu gesteigertem sexuellen Lustempfinden. Sein suchtbildendes Potential ist rein psychischer Natur, weil dem Kokainrausch meist ein verstärkter Erschöpfungszustand folgt, der oftmals mit depressiven Verstimmungen einhergeht, die man am liebsten gleich wieder „wegschnupfen" möchte.

Damiana (Turnera aphrodisiaca)

Der unscheinbare Damianabusch mit seinen eiförmigen, gezahnten Blättern und den charakteristischen, würzig duftenden, gelben Blüten liebt trockene Wüstengebiete mit praller Sonneneinstrahlung. Man findet ihn in den trockenen Steppen Nordamerikas, vor allem in Texas und Mexiko, aber auch in Afrika.

Damianakraut wird schon seit vielen Jahrhunderten in der indianischen Medizin zur Behandlung von Atemwegserkrankungen und als Nerventonikum verwendet, aber seine Verwendung als Aphrodisiakum ist mindestens ebenso alt. Auch die Mormonenpriester verwendeten früher oftmals Damiana wegen seiner erregend wirkenden ätherischen Öle als Aphrodisiakum. Seinen Namen, der sich von dem Apothekenheiligen Damian herleitet, erhielt es von den ersten spanischen Missionaren, die offensichtliche Schwierigkeiten mit dem indianischen Namen hatten. Im modernen Mexiko werden aus dem Kraut die verschiedensten Liköre und Schnäpse gebraut und als Aphrodisiaka verkauft, während in Kalifornien Damiana gleich im großen Stil landwirtschaftlich angebaut wird, um Arzneien daraus herzustellen.

Neben flüchtigen Ölen, Harz, Gerbsäure und Stärke enthalten die Blätter des Damianastrauchs den Bitterstoff Damianin, der für die aphrodisierende Wirkung verantwortlich ist. Das flüchtige Öl bewirkt eine leichte Reizung des Urogenitaltraktes, die sich vor allem bei der Ausscheidung bemerkbar macht. In der Homöopathie ist Damianatinktur in Fällen von Impotenz, Sterilität infolge mangelnder Libido, Spermatorrhöe, Prostataleiden, Schlaflosigkeit und Migräne das Mittel der Wahl. Ähnlich wie Marihuana hat Damianin auch eine leicht euphorisierende Komponente, die sich in Verbindung mit der beschriebenen körperlichen Stimulation erregend auf den Geschlechtstrieb auswirkt.

Engelstrompete (Brugmansia suaveolens)

Die südamerikanische Engelstrompete ist wegen ihrer großen, schwer duftenden Blüten auch in unseren Breiten eine beliebte Zierpflanze geworden. Wegen ihrer nahen Verwandtschaft zum Stechapfel heißt sie auch Baumdatura. Es gibt Unterarten mit roten, gelben und weißen Blüten, wobei letztere auch die häufigste ist.

Unter den südamerikanischen Indianern gilt die Engelstrompete als Schamanenpflanze, deren Verwendung nur Heilkundigen vorbehalten sein sollte. In Peru brauen die Indianer „Liebesbier", indem sie dem Maisbiersud die zermahlenen Samen der Pflanze zusetzen. Es wird gesagt, der betäubend süße Duft der Blüten führe nachts zu den erotischsten Träumen, schliefe man unter einer Engelstrompete ein.

In ihrer Wirkung ähnelt die Engelstrompete sehr dem Stechapfel. (Inhaltsstoffe siehe Stechapfel S. 39). Von dem Verzehr der Pflanze sei gewarnt, die trockenen Blätter können aber gefahrlos geraucht werden, wenn die Menge 2 Gramm (trocken) nicht überschreitet. In einer malerischen Stadt am Inn in Südbayern soll es kürzlich vorgekommen sein, daß die Stadt Engelstrompeten zur Zierde aufstellen ließ, was die ansässige, drogenkundige Jugend auf den Plan rief, die Pflanzen über Nacht abzuernten und zu konsumieren. Der nächtliche Ausflug endete für viele im Krankenhaus.

Zur Einnahme eignet sich am besten ein Tee oder das alkoholische Extrakt aus den Blättern, die über den Apothekenfachhandel erhältlich sind. Für die Teezubereitung genügen 2-3 Eßlöffel Damianablätter pro Liter, die nicht länger als fünf Minuten ziehen sollten.

Ein ausgezeichnete Aphrodisiakum stellt das alkoholische Extrakt dar, für das man neben Damianablättern noch ca. 150 ml Honig (nach Geschmack), vier Zimtstangen, drei Vanilleschoten, einen Eßlöffel Gewürznelken sowie frische Minzeblätter benötigt. Alle Zutaten werden in eine leere, dunkle Flasche (1 Liter) gefüllt und mit möglichst hochwertigem Rum (kein Verschnitt) aufgegossen. Geben Sie der Mischung zwei Wochen lang Zeit zu ziehen und drehen Sie die Flasche zur besseren Durchmischung täglich einmal auf den Kopf.

Ephedrakraut (Ephedra sincia)

Das blätterlose Ephedrakraut mit seinen roten Beeren wächst auf kargen, steinigen Böden bevorzugt in Meeresnähe. Schon seit alters her gilt es als magische Heil- und Ritualpflanze, die in den verschiedensten Kulturkreisen genutzt wurde. In der chinesischen Medizin ist Ephedrakraut eine der wichtigsten Heilpflanzen gegen Asthma, im antiken Persien wurden Trankopfer damit zubereitet, und im Himalaya verehrt man das Kraut als Pflanze des Mondes, die den Göttern geweiht ist.

Schon in der Antike sorgte das „Bockskraut" für allerlei Kurzweil; in Form von Ephedra-Bowle bei dionysischen Festen oder als Nahrung des Saturn im Rahmen römischer Orgien.

Die getrockneten Blätter können im Apothekenfachhandel bezogen und zu einem – wenn auch nicht sonderlich schmackhaften, so doch umso wirkungsvolleren – Tee verarbeitet werden. Dazu läßt man pro Tasse einen gehäuften Teelöffel Blätter drei Minuten in kochendem Wasser ziehen. Um den bitteren Geschmack etwas zu überdecken, kann der Tee mit ein wenig Milch und Zucker versetzt werden.

Die aktive Komponente des Bockskrauts ist das Alkaloid Ephedrin, das dieselbe chemische Grundstruktur wie Amphetamin hat. Es stimuliert den Sympathikus, hat leicht euphorisierende Wirkung und verzögert geistige und körperliche Ermüdungserscheinungen. Die Muskulatur wird bewußter wahrgenommen, und entlang des Rückens kann ein leicht schauerartiges Gefühl wahrgenommen werden. Ephedrin wirkt zudem krampflösend auf die Bronchien, weshalb es therapeutisch als Hustenmittel verschrieben wird. Seine gefäßverengende Eigenschaft kann bei Männern eine kurzzeitige Impotenz hervorrufen, für Frauen ist es dagegen ein ausgezeichnetes Aphrodisiakum, das ihr Liebesleben bereichern kann.

Fliegenpilz (Amanita muscaria)

Der wohl bekannteste aller Pilze ist der rot-weiße Fliegenpilz, den man nahezu in allen Wäldern der Welt finden kann. Er ist auch heute noch vielfach als tödlicher Giftpilz gefürchtet, dennoch sind keine wirklich ernsthaften Vergiftungen zu erwarten, solange man nicht gleich ein ganzes Pilzgericht davon zubereitet. Seine Wirkung auf die Psyche läßt seinen Verzehr auf jeden Fall zu einem unvergeßlichen Erlebnis werden.

Neben Muskarin, das aktivierend auf den Parasympathikus wirkt, ist im Fliegenpilz reichlich Ibotensäure enthalten, die für seine psychische Wirkung verantwortlich ist. Durch Kochen oder die Trocknung des Pilzes wird sie in den eigentlichen Wirkstoff Muscimol überführt, der unverändert über den Urin ausgeschieden wird.

Ebenso wie die Zauberpilze wurde der Fliegenpilz schon immer im Rahmen ritueller, schamanischer Praktiken verwendet. Insbesondere in Sibirien und Zentralasien verzehrte man den Pilz, um rituelle Trancezustände herbeizuführen, die den Berauschten in einen hellsichtigen Zustand entrücken. So konnte er in die Zukunft sehen, andere Welten bereisen oder verlorene Seelen zurückbringen. Zahlreiche Fliegenpilzfreunde schwören auch auf dessen aphrodisierende Wirkung.

Trancezustand

Nach dem Fliegenpilz-Genuß kann eine leichte Übelkeit, erhöhter Speichelfluß und Schweißsekretion sowie ein Abfall des Blutdrucks erfolgen. Die psychischen Symptome treten $1/2$ bis $1^1/2$ Stunden nach dem Verzehr auf und dauern bis zu drei Stunden an. Anfangs ähneln sie einem Alkoholrausch, später reichen sie von Erregungszuständen bis hin zu optischen und akustischen Halluzinationen.

Je früher im Jahr geerntet wird, desto besser ist die Wirkung. Um den „Narrenschwamm" nicht gleich von seiner unangenehmsten Seite kennenzulernen, sollten Sie große Vorsicht bei der Dosierung walten lassen und erst einmal mit einem kleinen, getrockneten Exemplar vorlieb nehmen. Um die Liebeslust anzuregen könnte man theoretisch auch eine kleine Menge der getrockneten Pilzhäute rauchen, was jedoch keine geschmackliche Sensation ist.

Fo-ti-tieng (Hydrocotyle asiatica)

Die auch als asiatischer Wassernabel oder Gotu kola bekannte Pflanze findet sich in ganz Asien und großen Teilen Chinas, wo sie feuchte und schattige Standorte besiedelt. Der chinesische Name Fo-ti-tieng bedeutet übersetzt „Elixier der Langlebigkeit" – und als solches wird das Kraut in Sri Lanka täglich von vielen Menschen verzehrt.

Die ersten Hinweise auf die Pflanze fand man in den Aufzeichnungen von Li Chung Yun, einem 1933 verstorbenen chinesischen Pflanzenkenner, der sein angebliches, wahrhaft biblisches Alter von 256 Jahren einer pflanzlichen Diät verdankte, die größtenteils aus Wassernabel bestand.

Methusalem

Nachforschungen ergaben, daß die Geschichte seiner Anwendung in China über tausend Jahre alt ist, wenngleich nicht eindeutig klar ist, ob Hydrocotyle

Um in den Genuß seiner wohltuenden Kräfte zu kommen, wird empfohlen, täglich ein Täßchen des heilkräftigen Krauts zu trinken, wobei ½ Teelöffel der pulverisierten Blätter vollkommen ausreichend ist.

tatsächlich das legendäre Fo-ti-tieng ist. Französische Wissenschaftler entdeckten in der Pflanze immerhin Alkaloide, die sich verjüngend auf Nerven, Hirn und endokrine Drüsen, sowie entgiftend auf den ganzen Organismus auswirken.

Bei regelmäßigem Gebrauch wirkt es ausgleichend auf den Energiehaushalt, stärkt Nerven, Abwehrkräfte und die Verdauung. In höherer Dosierung (bis zu zwei Eßlöffel) hilft es, die sexuellen Energien zu mehren.

Ginseng (Panax ginseng)

Wie die Alraune erregte die Ginsengwurzel oder Menschenpflanze schon seit Urzeiten wegen ihrer Form die Fantasie der Menschen. In China ist sie seit über 5000 Jahren als Heilmittel geschätzt, das früher ausschließlich dem Kaiser vorbehalten war. Ginseng wächst vorwiegend in den Laubwäldern Koreas und Chinas, als P. quinquefolium aber auch in Nordamerika. Die Chinesen unterscheiden je nach Form zwischen männlichen und weiblichen Wurzeln, die auch streng geschlechtsspezifisch eingenommen werden sollten. Sie gilt als Verbindung zwischen Himmel und Erde und sollte ab dem dreißigsten Lebensjahr täglich eingenommen werden um gesund, lebenslustig und lüstern zu bleiben.

Interessanterweise ist Ginseng auch bei den Nordamerikanischen Indianern seit dem 16. Jahrhundert als Menschenwurzel bekannt und wegen derselben Eigenschaften geschätzt, die ihm auch die Chinesen zuschreiben. Sie verwendeten ihn als Allheilmittel, Tonikum und brauten selbstverständlich auch den ein oder anderen Liebestrank damit.

Um 1700 kam die Wurzel auch zu uns, wo sie sich bald wachsender Beliebtheit erfreute, konnte sie doch die durch Exzesse verlorenen Kräfte schnell wiederbringen. Heute sind seine heilkräftigen Wirkungen wissenschaftlich belegt und Ginsengpräparate sind fast überall erhältlich.

Neben Spurenelementen und Vitamin B enthält Ginseng in der Hauptsache vier Saponine. Panaquilon wirkt anregend auf das endokrine Drüsensystem, Panaxapogenol regt den Stoffwechsel, Panaxin das Herz und die Blutgefäße an, während Panacen ausgleichend auf das ZNS wirkt. Ginsengpräparate erhöhen die Vitalität, steigern die körperliche Kraft und Gedächtnisleistung und verstärken die Bildung von Sexualhormonen. Um in all diese Genüsse zu kommen, ist es jedoch nötig, die heilkräftigen Wurzelextrakte täglich zu sich zu nehmen.

Die Verwendung der frischen Wurzel ist dabei den Fertigpräparaten vorzuziehen. Man kann sie roh in Stücken von der Größe eines Daumennagels kauen oder zwei Teelöffel der Wurzelfasern in einem Liter Wasser zehn Minuten lang auskochen. Für die beste Wirksamkeit sollte der Ginseng-Tee langsam mit kleinen Schlucken getrunken werden, um ihn gründlich mit Speichel zu vermischen.

Guarana (Paullinia cupana)

Die auch Uabano oder brasilianischer Kakaobaum genannte Urwaldliane gedeiht in den Regenwäldern Südamerikas, vor allem im Amazonasgebiet und einigen Teilen Venezuelas. Das begehrte Guarana ist in den kleinen, kastanienähnliche Samen enthalten, die wie Kaffeebohnen vor dem Gebrauch erst getrocknet und geröstet werden.

Seine Eigenschaft als Appetitzügler machten sich zuerst die Indianer des Regenwalds zunutze, die Guarana auf langen Märschen als Nahrungsersatz mit sich führten oder es zur Behandlung von Darmleiden einsetzten. Sein hoher Koffeingehalt macht es zu einem ausgezeichneten Stimulanz, das die Wachsamkeit und Wahrnehmung erhöht und Ermüdungserscheinungen vorbeugt.

Diese anregenden Eigenschaften kommen nicht zuletzt auch dem Liebesleben zugute, das durch Guarana neuen Schwung erhalten kann.

Guarana ist ein denaturiertes Purin, das circa fünf mal soviel Koffein enthält wie Kaffee und gilt als das stärkste aller Methylxanthine, zu denen auch die Wirkstoffe des Tees, der Schokolade, des Kakaos und der Colanuß gehören. Diese Substanzen wirken zentral erregend und beschleunigen den Herzschlag. Gleichzeitig haben sie eine entspannende Wirkung auf die glatte Muskulatur der Bronchien und Gefäße; letzteres begünstigt unter anderem die Erektion. Für die Anwendung werden zwei Guarana-Samen mit einem Mörser zerstoßen und wie Kaffee zubereitet, übermäßiger Gebrauch kann dabei allerdings zu Nervosität und Schlafstörungen führen.

Hanf (Cannabis sativa)

Eine der ersten literarischen Stellen über Cannabis findet sich im beinahe 5000 Jahre alten Arzneimittelbuch des chinesischen Kaisers Shen-Nung. In China verehrte man den Hanf als heilige Pflanze und zählte ihn zu den „fünf Getreiden", da er gleichermaßen Nahrung, Rohstoffe, Medizin und Drogen lieferte. In Asien zählen Haschisch (das Harz) und Marihuana (die weiblichen Hanfblüten) auch heute noch mit Sicherheit zu den meist verwendeten Aphrodisiaka und Rauschmitteln.

Kulturpflanze Es gibt viele Hinweise, daß die Verwendung von Hanf viel weiter zurückreicht und sogar bis in die Steinzeit zurückdatiert werden kann. Die frühesten archäologischen Funde von Hanfsamen sind 7500 Jahre alt und stammen aus Eisenberg in Thüringen. 2500 Jahre alte Grabbeigaben belegen seinen Status als Kulturpflanze bei den Germanen und Kelten. Seit dieser Zeit fand Hanf in allen Epochen immer wieder Bewunderer und Anhänger; im Mittelalter war es unter anderem die heilige Hildegard von Bingen, die seine wohltätige Wirkung pries. Nachdem Haschisch und Marihuana in den 60er und 70er Jahren seinen Boom als Modedroge erlebte, wurde es gesetzlich verboten und der Konsum strafrechtlich verfolgt.

Der Hauptwirkstoff der Droge ist das Delta-1-Tetrahydrocannabinol. Es wirkt vor allem auf die Freisetzung des Serotonins, einen Neurotransmitter des Gehirns. Niedrige Cannabis-Dosen steigern den Serotonin-Spiegel, wodurch nervöse Vorgänge verlangsamt werden; gleichzeitig wirkt Cannabis auf Strukturen des Limbischen Systems aktivierend. Durch die Einnahme von Cannabis wird die Grenze zum Unterbewußtsein stärker gelockert als bei Alkohol, das Bewußtsein hingegen bei weitem nicht so stark getrübt.

Eigenartiger Weise spüren die meisten Menschen keine Wirkung bei der ersten Einnahme von Cannabis, ein Effekt, der von anderen Drogen nicht bekannt ist und damit zusammenhängen soll, daß der Abbau über die Leber erst „gelernt" werden muß, und deshalb anfangs noch keine der psychoaktiven Stoffwechselprodukte gebildet werden.

Die am häufigsten berichteten körperlichen Wirkungen des Cannabisgebrauchs sind eine mehr oder minder ausgeprägte Mundtrockenheit, spürbare Beschleunigung des Herzschlages bis hin zu deutlichem Herzklopfen. Darüber hinaus kann auch ein ausgeprägter Heißhunger entstehen. Die psychischen Wirkungen sind am ehesten mit dem Sanskrit-Begriff *sattvik nasha* beschrieben, die soviel bedeutet wie „friedvolle Berauschung"; die Rastafaris sagen über das Kraut „it eases the feelings" – es macht die Gefühle leicht. Der mild psychedelische Cannabisrausch führt zu einem subjektiv verlangsamten Zeitempfinden und verstärkt empfundene Gefühle. Da Hanf und seine „teuflischen" Produkte unter das Betäubungsmittelgesetz fallen, sollten Sie sich besser nicht dabei erwischen lassen, Cannabis als Aphrodisiakum einzusetzen.

Kawa-kawa (Piper methysticum)

Der Rauschpfeffer, wie Kawa-kawa auch genannt wird, ist ein Strauch, der in den feuchten, kühlen Hochlagen der Südsee und Polynesiens gedeiht. Die aktiven Bestandteile der Pflanze finden sich in der Wurzel, die für die Verwendung getrocknet wird. In Polynesien hat sein Gebrauch für religiöse und spirituelle Zwecke eine lange Tradition. Kawa-kawa beeinflusst den Gefühlsbereich und fördert warmherzige, offene Stimmungen, die Begegnungen sehr harmonisch verlaufen lassen. Seine anregenden Eigenschaften entdeckt man deshalb am besten gemeinsam mit dem Liebespartner.

Kawa-kawa enthält sechs harzartige Stoffe, die sich in Alkohol und Fetten lösen, nicht jedoch in Wasser. Abhängig von der Dosierung reicht das Wirkungsspektrum von einer anfänglichen Euphorie über einen Zustand totaler Entspannung bis hin zur Lethargie, die in Schlaf übergeht. Oftmals können visuelle und akustische Halluzinationen auftreten, die mit wachem Geist erlebt werden. Das logische Denken wird dabei nicht beeinträchtigt und es tritt auch keine nennenswerte Erschöpfung auf.

> Eine gute Wirkung erzielen Sie mit einem exotischen Kokos-Kawa Drink, für den Sie 50 Gramm Kawa-kawa zusammen mit 2 Eßlöffeln Kokosöl in $\frac{1}{2}$ Liter Kokosmilch geben und mit Traubenzucker abschmecken. Die Mischung wird dann mit einem Rührstab oder im Mixer homogenisiert, bis sie milchig ist.

Sie werden feststellen, daß sie mit häufigerem Gebrauch die Wirkung des Kawa-kawa immer schneller und intensiver wahrnehmen werden.

Kolanuß (Cola vera)

Der ursprünglich aus Westafrika stammende Kolabaum wird mittlerweile auch in den tropischen Gegenden Amerikas angebaut. Seine Blätter sind glänzend und lederartig und seine Kapselfrüchte umschließen etwa sechs sternförmig angeordnete kastaniengroße Samen.

Die Kolanußsamen wurden ursprünglich dazu benutzt, um den Geschmack des qualitativ minderwertigen, einheimischen Trinkwassers aufzuwerten, wurden jedoch bald auch als anregendes Genußmittel geschätzt. In den Herkunftsländern West- und Zentralafrikas werden Kolafrüchte schon seit langer Zeit als anregendes Mittel gekaut und wegen ihrer erfrischenden und sympathiebegünstigenden Eigenschaften traditionell zum Zeichen der Freundschaft gereicht und genossen. Es dauerte nicht lange, bis die Industrienationen auf ihre vielfältigen Nutzungsmöglichkeiten aufmerksam wurden.

Heute dient Kola der Herstellung von Arzneimitteln, als Kaffee-Ersatz, als Zusatz anregender Lebensmittel, wie Schokolade, Kaugummi, Bonbons und selbstverständlich dem weltweit bekannten Erfrischungsgetränk gleichen Namens.

Die aktiven Wirkstoffe der Kola- oder Gurunuß sind Koffein und Theobromin. Koffein wirkt appetithemmend, allgemein anregend, erhöht die körperliche und mentale Leistungsfähigkeit und wirkt Ermüdungserscheinungen entgegen. Die Nebenwirkungen entsprechen denen des Kaffees. Bei längerem hochdosierten Gebrauch kann es zu Nervosität, Schlaflosigkeit, Kreislaufbeschwerden und zu Gewöhnung kommen. Theobromin wirkt etwas milder als Koffein, schwach erregend, harntreibend und steigert die Leistungsfähigkeit des Herzmuskels; in höheren Konzentrationen wirkt es gesundheitsschädlich. Vorsichtig dosiert ist die Kolanuß jedoch durchaus geeignet, die Potenz zu stärken und die sexuelle Lust anzuregen.

Korallenbaum (Erythrina americana)

Der Korallenbaum war schon den Azteken als Aphrodisiakum bekannt, weshalb sie aus seinem Holz zauberkräftige Götterfiguren mit eregierten Phalli schnitzten. Die in Mexiko heimische Pflanze hat rote, röhrenförmige, duftlose Blüten und produziert leuchtendrote, giftige Samen. Von den Schamanen und Priestern wurden die „Zauberbohnen" dazu verwendet, die Zukunft vorherzusagen, während sie zu etwas weltlicheren Zwecken in Form von Liebestränken verabreicht wurden, um den Liebespartner gefügig zu machen. In Mexiko trägt man die roten Halsketten noch heute als Zeichen der Kontaktbereitschaft, und es wird behauptet, daß sie die Sinnlichkeit und sexuelle Begierde steigern.

Lingzhi-Pilz (Ganoderma lucidum)

Lingzhi bedeutet soviel wie „göttlicher Pilz der Unsterblichkeit". Der weltweit verbreitete, aber sehr seltene Pilz ähnelt unseren einheimischen Baumschwämmen. Da er vollkommen verholzt ist, ändert er auch nach dem Pflücken niemals seine Form.

Kraut der Götter	Viele Sagen rankten sich im alten China um dieses Gewächs, von dem es hieß, es verleihe nicht nur ewige Jugend, sondern auch lebenslang anhaltende Liebesfreuden. Wer den Lingzhi-Pilz fand, hütete ihn wie einen Schatz, denn er galt als überaus kostbare Zutat für Unsterblichkeitselixiere, was ihm auch die Namen „Zehntausendjähriger Pilz" und „Kraut der Götter" einbrachte.

Da der Unsterblichkeits-Pilz nicht oft zu finden ist, bemühte man sich jahrelang um eine Zuchtmethode, was schließlich auch gelang und dazu führte, daß der Schwamm erfolgreich in Japan, China und Nordamerika in großen Kulturen gedeiht. Getrocknet oder zu den verschiedensten Arzneien und Präparaten verarbeitet, werden Lingzhi-Pilze von dort aus in alle Welt exportiert.

Der Pilz enthält hochmolekulare Polysaccharide, Triterpene, Vitamine, Adenosin und Aminosäuren. Der Extrakt wirkt sich ausgezeichnet auf das Immunsystem, die Atmungsorgane, das Endokrine System, Nervensystem, die Verdauungsorgane, Haut und nicht zuletzt auch auf die Geschlechtsorgane aus. Bei Erektionsproblemen, nachlassendem Sexualtrieb und auch bei Menstruationsbeschwerden kann Lingzhi auf natürliche Weise und völlig frei von Nebenwirkungen Abhilfe schaffen. Japanische Wissenschaftler konnten überdies nachweisen, daß seine Inhaltsstoffe nicht nur zur Vorbeugung sondern sogar zur Heilung von Krebserkrankungen geeignet sind.

Mohn (Papaver somniferum)

Wer im Sommer den Mohn am Wegesrand oder wildblühend in Getreidefeldern sieht, assoziiert damit vielleicht am ehesten die blauen Samen auf den Frühstücksbrötchen, aber nicht, daß es sich dabei um eine der ältesten und machtvollsten Kulturpflanzen der Menschheit handelt. Ihr größtes Geschenk liegt in ihrem Saft verborgen, der gemeinhin als Rohopium bekannt ist und seit mindestens 6000 Jahren verwendet wird.

Im antiken Griechenland war Mohn die heilige Pflanze des Hypnos, des Gottes des Schlafs, der prophetische Träume brachte und den Schmerz fortnahm. Die Römer kannten diesen Gott als Somnus, ein Name der im Mohn weiterklingt: „Papaver somniferum" – somnus ferre – den Schlaf bringen. Zu jener Zeit verwendete man den Mohn als Beruhigungsmittel, Antidepressivum und gegen Durchfallerkrankungen, wußte aber auch um seine aphrodisischen Eigenschaften. Der älteste Text, in dem Mohn Erwähnung findet, ist sumerischen Ursprungs und bezeichnet ihn als „Gewürz des Glücks".

Einer Legende nach soll der Mohn den Tränen der Aphrodite entsprungen sein, als sie um ihren geliebten Adonis trauerte. Zypern, die Geburtsstätte der Liebesgöttin, war zu jener Zeit ein Hauptanbaugebiet des Mohns, von wo er nach Ägypten und den Rest Europas exportiert wurde. Mit der Erfindung des Theriak, einem opiumhaltigen Allheilmittel mit über sechzig Zutaten, fand das Rauschmittel schnelle Verbreitung in der gesamten Alten Welt. Im Mittelalter wurde Mohn nicht nur wegen seiner Heilkraft geschätzt, sondern gehörte sowohl in jeden „flugtauglichen" Hexentrank, als auch in jeden guten Liebestrank. Mit den Arabern kam der Mohn auch nach Asien, wo er sich in erster

Linie wegen seiner liebesfördernden Kräfte beliebt machte. In Indien spielte Opium bei tantrischen Ritualen eine wichtige Rolle und wurde in der ayurvedischen Medizin oft als Aphrodisiakum verschrieben, das die Erektion hinauszögere und gleichzeitig die sexuellen Freuden verstärke. Nachdem das Wissen um den Mohn von Indien zu den Chinesen getragen wurde, waren diese so begeistert von dessen liebesfördernden Kräften, daß es möglich erscheint, sie hätten sich deshalb so erfolgreich vermehrt.

Orientalische Romantik	Im Westen wurde der Opiumkonsum nie so exzessiv betrieben wie in Asien, aber einige Zeitgenossen wie Edgar Allen Poe, Baudelaire, Verlaine and Cocteau ließen sich, von der orientalischen Romantik angezogen, doch das eine oder andere Mal von der Mohn-Muse küssen.

Nachdem die moderne Wissenschaft begonnen hatte, aus dem Rohopium das weitaus stärkere und suchterzeugendere, als Schmerzmittel gedachte Morphium herzustellen, nahm das Verhängnis in Form des Morphinismus seinen Lauf. Zu jener Zeit war diese Sucht, ähnlich dem Tabakrauchen, gesellschaftlich geduldet und führte zu der Entdeckung einer noch viel stärkeren Droge, die wegen dieser heroischen Tat Heroin genannt wurde und in ihrer Wirkung nichts mehr mit dem traumfördernden Opiumrausch zu tun hat.

Muria Puama (Lirimosa ovata)

Der kleine Muria Puama Baum mit seiner leicht rosa gefärbten Rinde wächst in den immergrünen Regenwäldern des Amazonas und Orinoco-Beckens. Die Eingeborenen kauen seine Rinde zur Stärkung oder kochen aus ihr und den Wurzeln einen Sud, den sie ein bis zwei Stunden vor dem Geschlechtsverkehr trinken. Das Harz der Rinde enthält eine Vielzahl hochwirksamer Alkaloide, die auf Männer und Frauen gleichermaßen sexuell stimulierend wirken, indem sie die Produktion und Ausschüttung der Sexualhormone anregen. Die anregende Wirkung beginnt ungefähr zwei Stunden nach der Einnahme und äußert sich in einem verbesserten Körperempfinden und angenehmen Schauern entlang der Wirbelsäule. Auch in medizinischer Hinsicht ist Muria Puama eine sehr interessante Pflanze, da man sie zur Behandlung von Rheuma, Nervenleiden und bei Beschwerden des Magen-Darmtraktes verwenden kann.

Für gewöhnlich bereitet man aus den Rindenstückchen einen Tee zu, der leicht bitter, aber sehr aromatisch schmeckt.

Myrte (Myrtus communis)

Während sich die übrigen Myrtengewächse ausschließlich in den Tropen finden, ist der immergrüne Myrtenstrauch der einzige Vertreter seiner Familie in Europa, wo er bevorzugt den Mittelmeerraum besiedelt. Die Myrte galt im Altertum als Mysterienpflanze, die in engem Zusammenhang mit dem Aphroditekult stand. In der griechischen Mythologie wuchs die Myrte aus dem Leib der Nymphe Myrsina, nachdem sie aus Eifersucht von der Göttin Minerva getötet wurde. Minerva aber bereute ihre Tat und schenkte daraufhin dem Myrtenstrauch ihre göttliche Liebe. In Rom galt die Myrte als Pflanze der Venus, weshalb es Brauch war, die Braut bei der Hochzeit mit einem Myrtenkranz zu schmücken – ein Ritus, der auch bei Festen zu Ehren der griechischen Liebesgöttin Aphrodite vollzogen wurde.

Alle Pflanzenteile enthalten ein aromatisches Öl, das schon immer als begehrtes Parfüm geschätzt wurde. Die Essenz symbolisiert Reinheit und Schönheit und soll angeblich Trancezustände fördern. Beliebte Anwendungen sind entspannende Vollbäder, denen Myrtenöl oder die Blätter der Pflanze zugegeben wurden. Ein solches Bad ist eine Wohltat für die Haut und Atemwege und wirkt wegen seines belebenden Duftes anregend auf die Sinne und die Libido. Myrtenblättern eignen sich auch hervorragend um alkoholischen Getränken eine neue Geschmacksnote zu geben, oder sie ähnlich wie Weihrauch mit einem Stück Holzkohle zu verräuchern. Als kleine aphrodisische Nachspeise sind auch frische Myrtenbeeren nicht zu verachten. Aufgrund seiner vielfältigen, wohltuenden Eigenschaften ist Myrtenöl auch zu einem beliebten Mittel der Aromatherapie geworden.

Quebracho (Aspidosperma quebracho-blanco)

Der Quebracho ist ein immergrüner Baum, dessen breite Krone sich bis zu 35 Meter hoch über die Graslandschaften Chiles, Argentiniens, Boliviens und Südbrasiliens erhebt. Sein Holz ist kostbar und außerordentlich hart. Dieser Eigenschaft verdankt der Quebracho auch seinen Namen, der aus den beiden spanischen Wörtern *quebrar* (brechen) und *hacha* (Axt) gebildet ist. Sein Gebrauch in Südamerika war schon lange bekannt, dennoch gelangte seine Rinde erst Ende des 19. Jahrhunderts nach Europa, wo sie zur Arzneimittelherstellung verwendet wurde. Bei den Indianern galt der Quebracho aufgrund seiner Härte als Zauberbaum, um den die verschiedensten schamanistischen Rituale stattfanden.

Aus der Rinde stellten die Medizinmänner wirksame Heilmittel und Liebestränke her. Sie enthält sechs Alkaloide: Aspidospermin, Aspidospermatin,

Aspidosamin, Hypoquebrachin, Quebrachamin und das wirksamste von allen, das Quebrachin. Die Substanzen beschleunigen und vertiefen die Atmung, während sie den Blutdruck leicht senken. Seinen Ruf als Aphrodisiakum verdankt der Quebrachobaum wohl in erster Linie dem wachmachenden Effekt der verbesserten Sauerstoffversorgung.

Ein indianisches Hausmittel, um wieder Leben ins Schlafgemach zu bringen, ist ein Tee aus Quebrachorinde und Mate, in Paraguay wird gar ein Maisbier mit rotem Pfeffer und Quebrachorinde gebraut, um müde Latinos wieder munter zu machen.

Sabalpalme (Serenoa serrulata)

Die kleine Sabalpalme mit ihren gefiederten Blättern ist in der Karibik und dem Südosten der Vereinigten Staaten heimisch. Ihre Früchte sind saftige, aromatisch duftende Beeren, die schon von den Indianern dieser Regionen zu alkoholischen Getränken vergoren und zur Stärkung, bei Stammesfesten und als Aphrodisiakum getrunken wurden. Heute werden die frischen Früchte nicht nur für die Herstellung anregender Liebestränke verwendet, sondern dienen auch als Grundstoff für homöopathische Mittel zur Behandlung von Krankheiten des Urogenitaltraktes und Impotenz. Sowohl die Früchte als auch die Tinktur sind im Apothekenhandel erhältlich und stehen somit der heimischen Anwendung zur Verfügung.

Während der vergangenen Jahre wurden die aktiven Wirkstoffe der Beeren ausgiebig untersucht. Es handelt sich dabei um freie Fettsäuren, die sich als wirksames Mittel zur Behandlung von Prostatabeschwerden, Harnverhaltung, Eileitererkrankungen und Impotenz erwiesen, ohne nennenswerte Nebenwirkungen hervorzurufen.

Man hat die Wahl zwischen Fertigpräparaten und den getrockneten Sabal-Früchten, aus denen sich leicht ein aphrodisischer Schnaps herstellen läßt.

Dazu setzen Sie eine Flasche Wodka mit der abgeriebenen Schale einer ungespritzten Orange, einer Kaffeetasse Sabalfrüchte, braunem Zucker und einem Spritzer Angostura Bitter an und lassen das Ganze drei Wochen lang ziehen. Anschließend wird der Extrakt durch einen Teefilter abgegossen und kann, vorzugsweise eisgekühlt getrunken werden.

San-Pedro-Kaktus (Trichocereus pachanoni)

Der San-Pedro-Kaktus ist eine fast stachellose, armleuchterartig verzweigte Kakteenart, die in den westlichen Teilen der Anden, in Peru, Bolivien und Equador heimisch ist. Die Ureinwohner dieser Regionen nennen die bis zu fünf Meter hohe und sehr schnell wachsende Pflanze den „heiligen Kaktus der vier Winde".

Bis zum heutigen Tag wird der San-Pedro-Kaktus von den Curanderos, den südamerikanischen Heilern im Rahmen ihrer Mese-Riten eingenommen und verabreicht, um in schamanische Trance zu gelangen. In einem solchen Zustand der Grenzerfahrung soll es dem Heiler möglich sein, Krankheitsursachen zu erkennen, verlorenes oder gestohlenes Eigentum wieder zu finden oder die Seele eines anderen Menschen zu besitzen. Eine Form der ursprünglichen San-Pedro-Religion existiert heute noch in der Gegend von Huacananda in Peru.

Erst Ende des 19. Jahrhunderts begann die Wissenschaft auf das aktive Agens der psychotropen Kakteen, das Mescalin aufmerksam zu werden. Man entdeckte, daß dieser Stoff halluzinogen wirkt und künstliche Psychosen induzieren kann. In kleineren Mengen wirken die Inhaltsstoffe kräftigend und tonisierend, etwas mehr davon durchaus lebhaft aphrodisierend, während stark psychische Effekte erst ab einem Pfund der Stachelfrucht zu erwarten sind.

Stechapfel (Datura stramonium)

Der Stechapfel gehört wie die Alraune zu den Nachtschattengewächsen. Die weltweit in gemäßigten und warmen Klimazonen verbreitete Pflanze gedeiht auf sandigen Böden bevorzugt im Flachland. Oftmals wächst sie auch direkt am Straßenrand. Der Stechapfel ist eine einjährige Pflanze mit breiten unregelmäßig gezackten Blättern und weißen oder hellblauen trompetenförmigen Blüten. Die Früchte der bis zu 1,3 m hohen Pflanze sind große, stachelige Kapseln mir schwarzglänzenden Samen.

Der Name *Datura* hat seinen Ursprung in dem arabischen Wort *datora*. In frühen Sanskrit-Texten wurde er auch als *dhurstura* und *unmata* (göttlicher Rausch) bezeichnet, was seine lange Tradition als Rausch- und Liebesdroge in Indien belegt. Der mexikanische Stechapfel (Toloache) wurde schon von den Azteken und Maya als heilige Pflanze betrachtet und fand bei Ritualen, in der Medizin und als Liebesmittel Verwendung. Seine Blüten gelten dort heute noch, ebenso wie unsere roten Rosen, als Liebesbezeugung. Etwas weniger romantisch ist die Verwendung seiner Inhaltsstoffe zur Mischung von K.O.-Tropfen, einer Mixtur die aufgrund des reichlich enthaltenen Scopolamins benebelnd bis betäubend wirkt und Räubern leichtes Spiel mit ihren Opfern ermöglicht. Im vergangenen Jahrhundert galt der Stechapfel auch als Mittel der Zuhälter und Verführer, die sich damit Frauen gefügig machten, weshalb man ihn auch zeitweise „Liebeszwinger" nannte.

Hexenmittel	Im Mittelalter verwendete man Datura zusammen mit der Alraune und Tollkirsche zur Herstellung von „Hexenmitteln" wie der berüchtigten Flugsalbe. Auf den Körper aufgetragen wurden die Inhaltsstoffe über die Haut resorbiert und verursachten die ärgsten Halluzinationen; unter anderem auch besagte aber natürlich rein geistigen Höhenflüge.

Die wichtigsten Inhaltsstoffe sind Scopolamin (Hyoscin), Atropin, Hyosciamin, und Mandragorin, die allesamt hemmend auf den Parasympathikus einwirken. In der Medizin wird Scopolamin als Beruhigungsmittel und zur Senkung des Blutdrucks eingesetzt. In höheren Dosen eingenommen führen die Tropan-Alkaloide des Stechapfels zu Halluzinationen, die allerdings auch von unangenehmen Nebenwirkungen wie Pulsrasen, Unruhe, z.T. Tobsuchtsanfällen bis hin zur Atemlähmung begleitet werden. So soll es schon mehrfach vorgekommen sein, daß die heiß ersehnte Liebesnacht in deliranten Halluzinationen oder gar im Leichenschauhaus endete.

Wer sich von diesen Gefahren nicht schrecken läßt, dem sei angeraten, das Kraut zumindest nicht zu essen, sondern wenn überhaupt nur zu rauchen, wobei eine Dosis von 2 Gramm keinesfalls überschritten werden darf!

Waldmeister (Galium odoratum)

Das in Europa und Nordamerika heimische Kraut ist bei uns vor allen Dingen wegen seiner Verwendung für die Maibowle bekannt. Waldmeister fand schon sehr früh Verwendung, insbesondere zur Aromatisierung alkoholischer Getränke, die sicherlich ihren Teil dazu beitrugen, daß man ihn im Volksglauben als liebesförderndes Kraut betrachtete. Vor der Einführung des Deutschen Reinheitsgebots wurde er, ähnlich dem Bilsenkraut, zum Bierbrauen verwendet. Unzählige Synonyme wie Maikraut, Meierkraut, Herzensfreude, Waldmeier, Waldmännlein und so weiter zeugen von seiner Wirkung auf die Phantasie der Menschen, die sich viele Sagen um diese Pflanze erdachten. Einer etymologischen Deutung zufolge leitet sich der Name Waldmeister von dem Wort Wal ab, mit dem damals unterleibsbedingte, hysterische Zustände von Frauen bezeichnet wurden. Schon bei dem keltischen Beltanefest erfreute man sich seines Geschmackes und spätestens ab dem Mittelalter wurde die Pflanze oftmals besungen und mindestens genauso oft in Wein eingelegt getrunken.

Waldmeister enthält neben Bitter- und Gerbstoffen vor allem Cumarin, das ihm seinen fruchtigen Geruch und den intensiven Geschmack verleiht. Die

Substanzen wirken krampflösend, beruhigend, harn- und schweißtreibend sowie gefäßerweiternd, wodurch sich seine aphrodisische Wirkung erklärt. In höherer Dosierung verursacht Cumarin Schwindelgefühle und Kopfschmerzen. Da es verstärkt freigesetzt wird, wenn die Pflanze zu welken beginnt, empfiehlt es sich, die Stengel vor der Blütezeit (Mai bis Juni) zu verwenden.

> Für die Maibowle werden 1-2 Stengel Waldmeister mit 1 Liter Weißwein übergossen. Dann wird das Ganze ungefähr 1½ Stunden ziehen gelassen und anschließend mit einer Flasche Sekt aufgefüllt.

In Kombination mit einer lauen Maiennacht, die ja an sich schon fast ein Aphrodisiakum ist, zählt die eiskalte Waldmeisterbowle sicherlich zu den gefährlich herzentflammenden Mitteln.

Wegwarte (Cichorium intybus)

Die auch als Orakelblume bekannte Wegwarte mit ihren leuchtend blauen Blüten ist bei uns sehr häufig. Man findet sie an steinigen Wegrändern, Schuttplätzen, Bahndämmen und ganz allgemein an nährstoffreichen Orten. Ihre Blüten öffnen sich um 6 Uhr morgens und schließen sich wieder gegen 12 Uhr.

Bei uns gilt die Wegwarte als alte Heilpflanze aus deren Wurzeln seit dem 17. Jahrhundert Zichorie, ein Kaffeeersatz hergestellt wird. Aus anderen Zichorienarten werden auch die beiden Salate Chicoree und Radicchio hergestellt.

> Einer Sage nach war die Wegwarte einstmals eine verheiratete Frau, die am Wegesrand ihren Liebhaber erwartete; wegen ihrer Untreue wurde sie jedoch in eine blaue Blume verwandelt.

Blaue Blume

Ihre Wurzel enthält Bitter- und Gerbstoffe, die allgemein tonisierend wirken. Medizinisch werden die Inhaltsstoffe zur Behandlung von Magen- und Darmleiden, Leberbeschwerden sowie bei Gallensteinen eingesetzt. Ihre stärkste und selbstverständlich aphrodisierendste Wirkung soll sie entfalten, wenn man sie unter Anrufung der Götter an einem Karfreitag aus dem Erdreich gräbt. Wem das zu anstrengend oder auch zu albern ist, der kann sich einen kräftigen Tee aus Zichorienblättern brauen, der allgemein wohltuend auf den Gesamtorganismus wirkt, was auch in erster Linie seinen liebesfördernden Ruf ausmacht.

Wermut (Arthemisia absinthum)

Der seidig glänzende Wermutstrauch mit seinem eigenartigen Geruch und den bitter schmeckenden Blättern ist nahezu auf der ganzen Welt beheimatet, wo er an Straßenrändern und insbesondere in Meeresnähe üppig gedeiht. Seine größte Bekanntheit erlangte der Wermut Ende des 19. Jahrhunderts in Form eines Aperitifs, der vorwiegend in den Künstler- und Intellektuellenkreisen Frankreichs beliebt war, bald jedoch von jedem in Europa getrunken wurde, der etwas auf sich hielt – dem Absinth. Der grüne Likör aus Wermutöl, Anis, Majoran, Alant und anderen Kräutern galt als Aphrodisiakum erster Güte und Quelle der künstlerischen Inspiration. Zu einer Zeit als die Kunst noch sehr unfrei und an der Klassik orientiert war, trug der ausschweifende Absinth-genuß sicherlich mit zu ihrer Revolution bei und ermöglichte unter anderem die Entwicklung des Impressionismus. Unter den Absinthfreunden waren so bekannte Zeitgenossen wie der Maler Edgar Degas und der Dichter Paul Verlaine. Bestellte man sich zu jener Zeit einen Absinth, so erhielt man einen leeres Glas, in dem ein kleinerer Becher des grünen, 78prozentigen Likörs stand. Nun wurde der Becher solange mit Wasser aufgegossen, bis das Glas mit milchig schillernder Absinthmischung gefüllt war.

Die wirksamen Inhaltsstoffe sind Absinthin, Anabsinthin und Thujon. Absinthin gehört zu derselben Wirkstoffgruppe wie Kodein und setzt die Lei-stung jener Hirnbereiche herab, die für die Schmerzwahrnehmung verantwort-lich sind; das giftige Thujonöl kann zu Nervosität, Krämpfen und Benommen-heit führen. Der Genuß von Absinth führt zu einem schwach einschläfernden, alkoholischen Rausch mit leicht psychedelischer Komponente, dem oftmals ein ausgeprägter Kater folgt, der über die reine Alkoholwirkung hinausgeht. Das Getränk war seinerzeit so beliebt, daß ihm seine Anhänger oftmals hoff-nungslos und mit verheerenden Folgen verfielen. Der chronische Mißbrauch von Absinth (*Absinthismus*) führt zu Blindheit, Krämpfen und andauernden Nervenleiden, weshalb er seit 1915 in Frankreich, später in ganz Europa und den USA verboten ist. Die einzige Ausnahme bildet Spanien, wo der berau-schende Liebestrank nach wie vor schmeckt.

Winde (Ipomoea violata)

Die weltweit verbreiteten Windengewächse besiedeln die unterschiedlichsten Habitate. Ihre Qualitäten liegen dabei nicht nur in ihren wunderschönen, bun-ten Blüten, die so manchen steinigen Wegesrand zieren, sondern sind vielmehr im Inneren einiger ihrer Arten verborgen. Die Ureinwohner Mexikos preisen die violette Trichterwinde (*Ololiuqui*) seit Urzeiten als heiliges Zaubermittel, medizinische Heilpflanze, Aphrodisiakum und Wahrheitsserum.

Vor vier Jahrhunderten schrieb ein spanischer Missionar: „Ololiuqui ... nimmt alle mit sich fort, die es aus einem bestimmten Grund nehmen ... Die

Eingeborenen reden auf diese Weise mit dem Teufel, mit dem sie immer sprechen, wenn sie durch das Ololiuqui vergiftet sind und sie werden von verschiedenen Halluzinationen heimgesucht, von denen sie sagen, sie wohnten in den Samen ... Die Pflanze nennen sie ‚coatl-xoxo uhqui' die grüne Schlange."

Ihre schwarzen, eckigen Samen (*Tlitliltzin*) enthalten D-Lysergsäureamid, das dem D-Lysergsäurediethylamid (LSD) strukturell und in der Wirkung sehr ähnlich ist. Es wirkt etwas narkotisierender, ist nur halb so wirksam wie LSD, ruft aber sehr ähnliche visuelle Effekte hervor, wenngleich nicht so angenehme. Die Pflanze gedeiht auch in unseren Breiten, es ist jedoch fraglich, ob durch die Wachstumsbedingungen hier ein bedeutsamer Anteil an psychoaktiven Stoffen entstehen kann.

Yage (Banisteriopsis caapi)

Yage ist eine Lianenart, die im Amazonasbecken, Ecuador, Teilen Perus und Kolumbiens vorkommt. Die Indianer des Regenwaldes verwenden Yage, um sich in einen rituellen Rausch zu versetzen, in dem sie zum spirituellen Anfang aller Dinge zurückkreisen können. Kolumbianische Tukanoa-Indianer benutzen Yage für Initiationsriten, bei denen Knaben nach überstandenen Prüfungen in die Männergemeinschaft aufgenommen wurde. Neben seiner Verwendung im Rahmen religiöser Rituale half der Betäubungstrank den Indianern auch bei der Diagnose und Behandlung von Krankheiten, bei schamanischen Prophezeiungen und beim Wahrsagen.

Yage enthält die psychoaktiven Alkaloide Harmin, Harmalin und D-Tetrahydroharmin, die in geringer Dosierung euphorisierend und sexuell stimulierend und bei zunehmender Konzentration halluzinogen bis psychotisch wirken. Während einer traditionellen Yage-Zeremonie kann eine außerordentliche Verbundenheit unter den Teilnehmern beobachtet werden. Im Yage-Rausch wird allgemein eine erhöhte Empathie empfunden und die Wahrnehmung scheint über die normalen Sinne hinaus geöffnet zu sein. Diesem Umstand wollte man wohl auch Rechnung tragen, indem man das ursprünglich entdeckte Alkaloid zuerst Telepathin und erst später Harmalin nannte. Von der Verwendung des Yage als Aphrodisiakum ist eher abzuraten, weil nach seinem Verzehr zunächst einmal unangenehme Wirkungen wie Übelkeit, Erbrechen, Schweißausbrüche und Muskelzittern zu erwarten sind. Erst eine Stunde später beginnt der „Yage-Trip", der dann bis zu acht Stunden lang andauern kann.

Yohimbe (Corynanthe yohimbe)

Der stattliche Yohimbebaum wächst in den tropischen Urwäldern Westafrikas, vor allem in Kongo und Kamerun sowie in Südamerika. In Afrika wird er seit

Menschengedenken als potentes Aphrodisiakum geschätzt und auch verwendet. Man schätzte seine stimulierende Wirkung bei heidnischen Hochzeitsritualen und verwendete die Rinde, um das heimische Hirsebier ein wenig potenter zu machen.

Liebesbaum

Deutschen Kaufleuten und Einwanderern fielen die bemerkenswerten Wirkungen des Yohimbe erstmals Mitte des 19. Jahrhunderts auf. Sie berichteten von sensationellen Potenzsteigerungen der Häuptlinge, die das Mittel in rituellen Zeremonien einnahmen. Von Matrosen nach Europa getragen, verbreitete sich das Gerücht über den Liebesbaum mit seinem sagenhaften Potenzholz in Windeseile, und bereits Ende des Jahrhunderts fand ein reger Handel mit Yohimbeprodukten statt.

Der Wirkstoff wurde 1897 isoliert und Yohimbin genannt. In wissenschaftlichen Experimenten mit Tieren und Freiwilligen konnte die Wirksamkeit des afrikanischen Baumes eindeutig belegt werden, weshalb Yohimbin lange das einzige von der Schulmedizin anerkannte natürliche Aphrodisiakum war. Yohimbin-Hydrochlorid ist auch unter den namen Quebrachin bekannt, das reichlich im südamerikanischen Quebrachobaum enthalten ist. Neben seinen zentral stimulierenden und gefäßerweiternden Eigenschaften, wirkt das Alkaloid wie ein Neurotransmitter, der spezifisch an Rezeptoren der Sexualzentren des Sakralmarks bindet. Die dadurch induzierte sexuelle Erregung führt zu dauerhaften Erektionen, die bis zu vier Stunden anhalten können. Die erste Wirkung tritt nach ca. einer viertel Stunde auf. Man kann warme, angenehme Schauder im Bereich der Wirbelsäule, eine allgemeine Stimulation mit erhöhter sexueller Erregung, eine leichte Veränderung der Wahrnehmung und manchmal spontane Erektionen bemerken. Sexuelle Aktivitäten wirken besonders angenehm und nicht selten entsteht das Gefühle des körperlichen Verschmelzens.

Die Liebesfreuden sind jedoch insofern ein wenig getrübt, als sie mit Nebenwirkungen erkauft sind, die bei übermäßigem Yohimbin-Genuß durchaus unangenehm werden können. Erregungszustände, epileptische

Wer das Liebesholz auf eigene Faust erkunden will, kann die Rinde in der Apotheke erstehen und sich einen Sud damit herstellen. Die Ausgangsdosis pro Person beträgt 30 Gramm geschnittene Rinde, die zusammen mit 1 Gramm Ascorbinsäure 20 Minuten lang in einem $\frac{1}{4}$ Liter Wasser gekocht wird. Nach dem Abkühlen wird der Sud durch ein feines Sieb gefiltert und kann getrunken werden. Das schmeckt zwar absolut scheußlich, aber ohne Leid gibt's schließlich auch keine Freud'.

Krämpfe, Blutdrucksteigerung, ein beschleunigter Herzschlag, die Unterversorgung mit Sauerstoff und selbst Todesfälle sollen schon vorgekommen sein. Wegen seiner Risiken ist die vorherige Konsultation eines Arztes unbedingt empfohlen.

Liebesmittel aus der Apotheke?

Das gute Leben ist von Liebe beseelt und vom Wissen geleitet.
Bertrand Russell

Blütenpollen

Voraussetzung für ein gesundes Liebesleben ist ein geregelter Hormonhaushalt. Der Botaniker Prof. Goldberg aus Jena zählt Blütenpollen, ebenso wie Klee, Wermut und Petersilie zu den Naturstoffen, die den Hormonhaushalt positiv regulieren und aufgrund dessen förderlich für die Potenz sein können.

Größere Bedeutung kommt den Pollen aber bei der Behandlung von Prostataproblemen zu, die den Spaß am Sex ordentlich verderben können. Hochdosierte Blütenpollenextrakte, die in der Apotheke erhältlich sind, lassen die Prostata abschwellen. Abzuraten ist von dubiosen asiatischen Blütenpollen-Produkten aus dem Katalog, die in der Regel zu schwach dosiert sind und aufgrund der unkontrollierten Herkunft Pestizidrückstände enthalten können.

Pheromonparfüms

Das Wort Pheromon kommt aus dem Griechischen und bedeutet „Erregungsträger". Es handelt sich dabei um Duftstoffe, die Informationen zwischen verschiedenen Lebewesen der gleichen Art vermitteln. Tiere wissen dadurch recht schnell, ob ihr Gegenüber Freund oder Feind, paarungsbereit oder nicht ist. Menschen haben diese Art der Kommunikation eigentlich gar nicht mehr nötig; dennoch wirkt sie recht eindeutig auf das Unterbewußtsein. Auch heute noch regt uns der Geruch nach Erregung, Schweiß und Sex in starkem Maße an – ebenso wie damals, als wir noch recht äffisch auf den Bäumen saßen. Die menschlichen Sexuallockstoffe sind vor allen Dingen Androstenon, Androstenol und die sogenannten Copuline, die zusammen mit dem Körperschweiß ausgeschieden werden. Besonders stark werden sie von den Drüsen der Achseln, der Brust, der Kopfhaut und natürlich des Genitalbereichs produziert.

Die beiden „männlichen" Pheromone Androstenon und Androstenol (Andros = Mann) riechen eher unangenehm nach Urin, Moschus und Sandelholz, und werden hauptsächlich mit dem Schweiß ausgeschieden, während die Copuline im Vaginalsekret enthalten sind. Interessanterweise haben Wissenschaftler herausgefunden, daß Frauen gerade während ihrer fruchtbaren Tage durchaus positiv auf den männlichen „Gestank" reagieren, ihn zur Zeit der Menstruation hingegen eher abstoßend finden. Je unterschiedlicher dabei die genetische Grundausstattung ausfällt, desto angenehmer wird der Geruch des Mannes empfunden, was biologisch durchaus Sinn macht. Copuline lösen bei Säugetieren das Kopulationsverhalten aus und erreichen ihre höchste Konzentration kurz vor dem Eisprung. Ein Signal, das auch bei Männern gut ankommt, denen der Duft unter die Nase gerieben wurde.

Interessant ist übrigens auch, daß die Duftnote von Frauen, welche die Pille nehmen, also keinen Eisprung haben, durchwegs schwächer ausfällt. Einige Anbieter von Liebesmitteln haben sich bereits darauf spezialisiert, die biologischen Duftköder in raffinierte Parfüms zu verpacken um der Paarungsbereitschaft „animalisch" auf die Sprünge zu helfen.

Hormone

Ein Ungleichgewicht des Hormonspiegels beeinflußt nicht nur die Libido, sondern das gesamte Wohlbefinden, den Antrieb und das Lebensgefühl. Vor dem Einsatz von Hormonen sollte jedoch unbedingt ein Arztbesuch erfolgen, um durch einen Hormontest abzuklären, ob tatsächlich eine Mangelerscheinung vorliegt.

Neueren Untersuchungen zufolge kann bei Männern sogar ein Mangel an weiblichen Hormonen für die Unlust verantwortlich sein. Da eine solche Untersuchung im gewöhnlichen Standardprogramm eines Internisten heute noch eher unüblich ist, sollte Mann nicht zögern, dafür einen Andrologen oder einen Urologen aufzusuchen. In England konnten damit bereits erstaunliche Behandlungserfolge erzielt werden, die die Lebensqualität der Betroffenen eindeutig verbesserten.

Von Selbstmedikationen mit Tierextrakten wie Milzpeptiden ist unbedingt abzuraten, weil durch das unkontrollierte Drehen am Hormonspiegel der Schaden den Nutzen bei weitem übertreffen kann.

Kraftdragees und Lusttropfen

Im Sexgroßhandel gibt es neben einer unüberschaubaren Zahl verschiedenster Hilfsmittel eine mindestens ebenso große Menge dubioser Präparate und Tropfen mit eingängigen Namen wie Penisex-Super-Flutschi, Dauer-Bumser-Dragees, Eumel-Bull-Kraft, Ständer-, Scharfmacher und Enthemmungstropfen, die allesamt das ultimative Bettwunder versprechen. In manchen sind sogar Extrakte der beschriebenen Pflanzen enthalten, aber meistens handelt es sich bei diesen Präparaten lediglich um Vitaminprodukte.

Ein Vitaminmangel ist oftmals Ursache von Antriebslosigkeit und andauernder Müdigkeit und kann somit indirekt auch für eine mangelnde Libido verantwortlich sein. Es gilt jedoch zu bedenken, daß Vitamine allein in erster Linie nichts mit der Potenz zu tun haben, sondern für das Funktionieren des Gesamtorganismus benötigt werden und daß ein Übermaß an Vitaminen genauso ungesund ist, wie ein Mangel.

Viagra – Die Potenz-Pille aus den USA

Sildenafil, besser bekannt unter dem Handelsnamen Viagra, wurde von der Firma Pfitzer ursprünglich als neues Herzmittel konzipiert; die medizinischen Tests in diesem Zusammenhang fielen allerdings miserabel aus. Daß Viagra aber noch andere, verborgene Qualitäten haben muß, vermuteten die Wissenschaftler erst, nachdem von den ausgegebenen „Versuchsrationen" nie auch nur eine Pille zurückgegeben wurde. Bald stellte sich heraus, daß es die ungemein förderliche Wirkung auf die männliche Erektion war, der die blaue Pille ihre Attraktivität verdankte. Nachdem Viagra schließlich im März 1998 in den USA auf den Markt kam, wurden innerhalb der ersten beiden Monate über eine Million Rezepte ausgestellt. Es steht zu erwarten, daß die Pille auch in Deutschland ein Renner wird, um müden Männern den ersehnten chemischen Beistand zu verpassen.

Der Wirkungsmechanismus von Sildenafil beruht auf der Hemmung eines Enzyms, was sich indirekt förderlich auf die Erektion auswirkt. Ein wenig wissenschaftlicher ausgedrückt handelt es sich um die Unterbindung des Abbaus von GMP durch die GMP-Phosphodiesterase. Die Anwesenheit von GMP fördert die Verfügbarkeit von Nitrit (NO), einem Botenstoff, der die glatte Muskulatur erschlaffen läßt und auf diesem Weg den Blutgefäßen mehr Raum gibt. Diese Gefäßerweiterung bedeutet eine verbesserte Durchblutung und begünstigt somit die Erektion. In klinischen Tests war die Droge recht vielversprechend. In einer Studie mit 351 impotenten Männern konnte mit der höchsten Dosis von 50 mg 89% der Probanden geholfen werden. In insgesamt 21 klinischen Studien bis zum Mai 1998 betrug die durchschnittliche Erfolgsrate stattliche 70%.

Trotz dieser erfolgversprechenden Statistiken, und obwohl das Medikament im allgemeinen gut verträglich ist, treten in rund 10% aller Fälle Nebenwirkungen auf. Dazu zählen Kopfschmerzen, Erröten, Magenverstimmungen, eine verstopfte Nase, Infektionen des Urogentialtraktes, leicht verändertes Farbensehen oder eine erhöhte Lichtempfindlichkeit und Verstopfungserscheinungen.

Mittlerweile sind durch die unsachgemäße Verwendung von Viagra etliche Todesfällen eingetreten, weshalb es sehr wichtig ist, die genaue Indikation vor der Verwendung ärztlich abklären zu lassen. Auf keinen Fall sollte Viagra eingenommen werden, wenn bereits nitrathaltige Medikamente wie Nitroglycerin verordnet wurden, weil dann der Blutdruck gefährlich stark absinken kann.

Ihrer Gesundheit zuliebe sollten Sie unbedingt die folgenden Hinweise beachten:

- Lassen Sie sich ärztlich untersuchen, um den genauen Grund Ihrer Potenzprobleme zu erfahren.
- Männer mit einer medizinisch bedingten Erektionsschwäche, wie sie bei Sichelzellenanämie, Leukämie oder einem multiplen Myelom auftreten kann, werden auch mit Viagra keine Besserung erzielen.
- Wegen möglicher Unverträglichkeiten mit anderen, auch nicht verschreibungspflichtigen Medikamenten sollten Sie zuerst mit Ihrem Arzt sprechen.
- Viagra wurde nicht in Kombination mit anderen Potenzmitteln erprobt. Verzichten Sie daher auf die gleichzeitige Anwendung solcher Präparate.

Aphrodisiaka der Alternativmedizin

Liebe ist eine unendliche Entdeckungsreise.
Nur wer im Kreis ging, mag ihre
Grenzenlosigkeit in Zweifel ziehen.
Hans Kruppa

Die Methoden und Mittel der alternativen Heilkunde beruhen meist auf altem Erfahrungswissen. Das Menschenbild, das der „Alternativmedizin" zugrunde liegt, unterscheidet sich deutlich von dem der naturwissenschaftlichen Sicht: Der Mensch ist kein Mechanismus, sondern ein körperlich-seelisch-geistiges Wesen, dessen einzelne Aspekte nicht getrennt voneinander gesehen werden können. Die Seele beeinflußt immer auch den Körper – und der Körper ist Ausdrucksmittel der Seele. Die alternativen Heilmittel und Aphrodisiaka sollen ganzheitlich wirken, das heißt auch die Seele des Menschen mit einbeziehen. Die ganzheitlichen Wirkungen, die die alternativen Methoden für sich reklamieren, sind mit wissenschaftlichen Methoden nicht ohne weiteres nachzuweisen – was allerdings keinesfalls als Beweis für ihre Unwirksamkeit anzusehen ist!

Die komplexen Wirkungen von Naturstoffen sind aus prinzipielle Gründen mit quantitativen Methoden nicht faßbar. An die Stelle der wissenschaftlichen Methodik tritt Intuition, Einfühlungsvermögen und Erfahrung.

So wurden nachweislich Düfte schon vor über 5000 Jahren in Ägypten als Aphrodisiaka eingesetzt; mindestens ebenso alt ist das Wissen um die aphrodisierende Wirkung einiger Gewürze. Eine verhältnismäßig neue Entwicklung ist dagegen die Bach-Blütentherapie, eine der Homöopathie verwandte Methode, die die feinstofflichen heilsamen Schwingungen verschiedener Pflanzen nutzt. Diese drei Methoden und ihre Anwendung für die Steigerung der Liebeskraft wollen wir uns nun etwas genauer betrachten.

Aphrodisierende Düfte

Das beste Gedächtnis hat bekanntlich die Nase!
Kurt Tucholsky

Schon vor Tausenden von Jahren wußten die Menschen um die starke Wirkung von Düften auf die Gefühle. Die alten Ägypter wandten nachweislich Parfumöle und balsamische Substanzen an, die mit Arnikawurzeln, Weihrauch, Zedernholz, Koriander, wildem Majoran und anderen Pflanzensubstanzen angereichert waren, um die Liebeskraft zu stärken und mitunter auch, um widerspenstige Geliebte empfänglicher und gewogener zu stimmen.

Der Begriff der Aromatherapie wurde allerdings erst in diesem Jahrhundert, als die Wirkung von Düften wissenschaftlich erforscht wurde, von dem französischen Chemiker Rene Maurice Gattefosse geprägt.

Der Aromatherapie liegt die Beobachtung zugrunde, daß der Mensch für Düfte empfänglich ist und günstig auf Kräuter- und Blumenessenzen reagiert. Daher macht sich die Aromatherapie die unterschiedlichsten Düfte zunutze, um körperliche und psychische Beschwerden zu lindern und zu heilen – unter anderem auch sexuelle Probleme.

Doch wie „funktionieren" ätherische Öle und wie können wir ihre faszinierenden Wirkungen auf Körper, Seele und Geist erklären?

Die meisten Menschen würden bestreiten, daß ihre Gefühle auch nur das Geringste mit chemischen Prozessen zu tun haben. Das ist sicherlich verständlich, denn wir sehen unsere Gefühle als einen wesentlichen Teil unseres geheimnisvollen Mensch-Seins an, während die chemischen Prozesse lediglich als mechanische Vorgänge betrachtet werden. Natürlich *ist* Chemie kein Gefühl – doch daß mit Gefühlen chemische Vorgänge einhergehen, ist heute unbestreitbar.

Damit wir überhaupt etwas riechen können, müssen sich Moleküle des Duftstoffes in der Luft befinden; der Duftstoff muß also verdunsten – deshalb werden die Öle meist in Duftlampen erhitzt. Beim Einatmen kommen die winzigen Partikel der Öle in Kontakt mit der Nasenschleimhaut, die mit mehreren Millionen Riechnervenzellen ausgestattet ist. Diese Zellen geben bei Kontakt mit einem Duftmolekül einen Nervenimpuls ab, der an das Gehirn weitergeleitet wird.

Duftstoff

Unsere Nase ist nicht blind – auf seine Art und Weise ist der Geruchssinn also mindestens ebenso wichtig wie Hören und Sehen. Er ist allerdings viel subtiler und wirkt auf einer Ebene, die dem Bewußtsein nur ansatzweise zugänglich ist. Die größten Auswirkungen hat der Geruchssinn auf das Unterbewußtsein, auf die Gefühle, Triebe, Träume und nonverbalen Vorgänge, die unser bewußtes Denken beeinflussen. Die Nase ist sozusagen das Auge unseres Unterbewußtseins.

Der Geruchssinn steht in *direkter Verbindung* mit dem Gehirn – man könnte sogar sagen, daß der Geruchsnerv eine Art Gehirnfortsatz darstellt. Der Teil des Gehirns, der mit der Nase verbunden ist, ist das *Limbische System*, ein entwicklungsgeschichtlich sehr alter Teil, der für die lebenserhaltenden Bedürfnisse – unter anderem eben auch für den Geschlechtstrieb – verantwortlich ist. Das Limbische System ist auch die Zentrale, in der die Beziehungen zwischen Bewußtseinsvorgängen, Gefühlen und körperlichen Vorgängen, u.a. auch dem Hormonhaushalt, hergestellt werden.

Zu diesen physiologischen Vorgängen kommen psychologische Phänomene, denen eine ebenso große Bedeutung zukommt. Alle Ereignis unseres Lebens sind mit Erinnerungen und Assoziationen verbunden – mit gefühlsbetonten, im Vergleich mit sprachlichen und bildlichen besonders stabilen Assoziationen. Nehmen wir also einen Geruch wahr, werden im Unterbewußtsein Erinnerungen aufgerufen. Bei der Wirkung von Düften spielen sicherlich auch diese assoziativen Lernprozesse eine bedeutende Rolle.

Kein anderes Sinnesorgan steht in so engem Kontakt mit unserem Unterbewußtsein, wie der Geruchssinn. In zwischenmenschlichen Beziehungen spielen Gerüche eine überraschend wichtige Rolle. Jeder Mensch sendet nämlich Körpergerüche aus, die wir – abgesehen von unangenehmen Extremfällen – nicht *bewußt* wahrnehmen. Und doch ist es mehr als eine Redewendung, daß man jemanden „gut riechen" oder „nicht riechen" kann. Im Laufe der Entwicklungsgeschichte des Menschen hat der Geruchssinn eine bedeutende Rolle gespielt –insbesondere im Bereich der Partnerwahl.

Der Parfumindustrie ist die erotisierende Wirkung bestimmter Düfte natürlich nicht entgangen. In jedem Menschen schlummert wohl der Wunsch, schön und attraktiv und somit begehrenswert zu sein. Bei der Herstellung neuer Parfum-Kreationen spielt die erotisierende Wirkung also natürlich eine wichtige Rolle.

Es darf indes bezweifelt werden, ob ein synthetisch hergestelltes Produkt jemals die Botenstoffe der Natur ersetzen kann und wird. Die natürlichen Aromaöle, die im Pflanzenreich vorkommen, sind dermaßen komplex und in ihren Wirkungen so weitreichend, daß sie niemals die Konkurrenz eines synthetischen Produktes fürchten müssen. Wenngleich industriell hergestellte Düfte auch angenehm riechen mögen – die Wirkung auf unser Unterbewußtsein wird relativ gering sein.

Die Anwendung aphrodisierender Öle

Wir wollen Ihnen hier einige Möglichkeiten vorstellen, ätherische Öle mit aphrodisierenden und sinnlichkeitsfördernden Wirkungen einzusetzen: Der

Einsatz in Duftlampen – um eine erotische Atmosphäre zu schaffen – und die Einnahme als Aphrodisiakum; und natürlich auch die Anwendung als erotisierendes Parfum. Außerdem können Sie aphrodisierende Öle auch für Massageöle, für erotische Bäder und sogar in der Küche verwenden.

Duftlampen

Der Duft der Aromaöle ist ja zunächst einmal das Entscheidende. Die einfachste und beste Möglichkeit, die Düfte der verschiedenen Pflanzenessenzen zu nutzen, besteht im Verdampfen der ätherischen Öle mittels spezieller Duftlampen. Selbst für große Räume genügen etwa 3-5 Tropfen.

Einnahme

Für die Einnahme ist es am sinnvollsten, 1-2 Tropfen in ein Glas warmes Wasser zu träufeln und dieses dann langsam zu trinken. Sie können den Geschmack verbessern, indem Sie das ätherische Öl zunächst in einem Teelöffel dünnflüssigem Honig auflösen. Eine andere Möglichkeit besteht darin, das Öl auf einen Zuckerwürfel zu träufeln.

Parfums

Wir empfehlen, ein erotisches Parfum selber zu kreieren. Mischen Sie dabei nie mehr als drei Öle. Indem Sie ätherische Öle mit 90%igem Alkohol vermischen, erhalten Sie entweder Eau de Toilettes oder Parfums, wobei Sie für ein Parfum lediglich etwas mehr ätherisches Öl benötigen als für ein Eau de Toilette. Für ein 10 ml-Flacon Parfum benötigen Sie 8 bis 15 Tropfen, für ein Eau de Toilette 3 bis 6 Tropfen.

Massageöle

Ein Massageöl, das mit ätherischen Ölen angereichert ist, regt nicht nur die Durchblutung der Haut an und unterstützt die Wirkung der Massage, sondern ist darüber hinaus auch ein hervorragendes Mittel, eine erotische Massage noch anregender zu machen. Da ätherische Öle nicht pur verwendet werden sollten, wird eine „Trägersubstanz" benötigt – besonders gut eignen sich Mandel- und Avocadoöl. Geben Sie 10 bis 20 Tropfen ätherisches Öl in ein 50 ml Fläschchen mit dem Basisöl.

Badeöl

Ätherische Öle eignen sich auch für aphrodisierende oder erotische Badezusätze. Auch bei Bädern sollten Sie die Aromaöle nicht pur ins Badewasser geben. Vermischen Sie das ätherische Öl mit einer halben Tasse Avocado- oder

Mandelöl oder mit etwas süßer Sahne. 4 bis 8 Tropfen ätherisches Öl sind ausreichend für ein Bad. Wenn Sie ein Schaumbad möchten, geben Sie noch einen Teelöffel mildes Shampoo hinzu. Geben Sie den Badezusatz erst ins Badewasser, wenn die Wanne gefüllt ist, da sich die ätherischen Öle schnell verflüchtigen.

Ätherische Öle in der Küche

Natürlich vorkommende ätherische Öle sind in den meisten Speisen enthalten. Vor allem Gewürze enthalten zahlreiche ätherische Öle, die nicht nur den Duft und Geschmack wesentlich beeinflussen, sondern auch auf die Seele wirken. Gewürze und aphrodisierende Nahrungsmittel werden wir in eigenen Kapiteln behandeln.

Aphrodisierende und erotisierende Öle

Bergamotte (Citrus bergamia)

Der Zitrusbaum Bergamia ist in der Lombardei in Italien zuhause; dort erhielt er auch seinen Namen von der Stadt Bergamo, wo mit der Essenz gehandelt wurde. Das grünliche Bergamotteöl, das (wie auch Basilikum) den Wirkstoff Linalol enthält, gewinnt man aus den Schalen der Früchte des Baumes. Das Bergamotteöl wird wegen seines warmen und doch belebenden Geruches in vielen Parfums verwendet.

Bergamotte wird in der Aromatherapie vor allem bei Alltagsängsten eingesetzt – und dazu gehört auch die Angst, in der Liebe zu versagen. Diese Angst ist oftmals die Ursache für Potenzschwäche und andere sexuelle Probleme.

Weihrauch (Olibanum – boswellia thurifera)

Das leicht gelbliche Olibanum-Öl wird aus dem Weihrauchharz, dem Harz eines in Somalia und Arabien heimischen Baumes, destilliert. Weihrauch war im Altertum teurer als Gold; im Neuen Testament ist denn auch Weihrauch eine der wertvollen Gaben der Drei Weisen aus dem Morgenland. Im alten Ägypten wurde Olibanum bereits vor 5000 Jahren zum Einbalsamieren und als Heilmittel verwendet. Die medizinische Aromatherapie verwendet Olibanum bei Entzündungen der Brust, in der Schwangerschaft und bei Krankheiten der Gebärmutter – also Bereiche, die mit der weiblichen Sexualität zu tun haben.

Olibanum ist aber auch ein sehr „spirituelles" Öl, das in die Tiefe der Seele wirkt; es verstärkt die Aufnahmefähigkeit für tiefere, „spirituelle" Empfindungen. Schon vor Tausenden von Jahren war das bekannt. In Ägypten wurde

Olibanum bei magischen Zeremonien verwendet und auch heute noch bei rituellen, religiösen Handlungen, z.B. in der katholischen Kirche, verwendet. Für all jene, die in der Liebe höhere Erfüllung suchen, ist dieses Öl sehr zu empfehlen.

Jasmin (Jasminum officinalis)

Das dickflüssige, bräunliche Jasmin-Öl wird aus den Blüten des Jasminstrauches gewonnen – allerdings nicht einfach durch Destillation, sondern durch „Enfleurage", ein kompliziertes Verfahren, bei dem das Öl zunächst von Fett aufgenommen, dann mit Alkohol ausgewaschen und erst dann aus dem Alkohol-Öl-Gemisch destilliert wird. Daher ist echtes Jasmin-Öl auch sehr teuer. Die medizinische Aromatherapie verwendet Jasmin-Öl vor allem bei Frauenleiden und auch als aphrodisierendes Öl wirkt es am besten bei Frauen, deren weiblicher Pol zu schwach entwickelt ist.

Neroli (Citrus vulgaris)

Neroli ist eines der wertvollsten Öle. Es wird aus den Blüten der Pomeranze (Bitterorange) destilliert. Für 1 Gramm Neroli-Öl benötigt man 1 Kilogramm Blüten, wobei ein Baum im Jahr höchstens 30 Kilogramm Blüten liefern kann, das heißt 30 Gramm, ein winziges Flacon Neroli! In der medizinischen Aromatherapie wird Neroli vor allem bei Herzbeschwerden eingesetzt.

Neroli schafft die besten inneren Voraussetzungen für sinnliche Momente, indem es geistige, seelische und körperliche Blockaden löst. Das erste Anzeichen dieser durch Streß hervorgerufenen Blockaden ist Nervosität. Später treten Muskelverspannungen, Kopfschmerzen, Magengeschwüre, Herzprobleme, seelisch-geistige Verspannungen, Ängste, Depressionen, Aggressionen und eben auch sexuelle Problemen auf. Neroliöl baut unangemessene Hemmungen ab und wirkt aphrodisisch.

Patchouli (Pogostemon patchouli)

Das äußerst dickflüssige, braune Öl wird aus den getrockneten Blättern eines südostasiatischen Strauches destilliert. Patchouli war in vielen asiatischen Ländern ein traditionelles Heilmittel bei Schlangenbissen; nach Europa kam es erst vor etwa 150 Jahren und fand vor allem in der Parfumindustrie – wegen seiner erotisierenden Wirkung – Verwendung.

Vor allem für Menschen, deren Liebeskraft mit ihrem Alter abnimmt, ist Patchouli besonders wirksam. Patchouli ist das „Öl der Weisheit" – es stärkt die geistig-seelischen Kräfte und erleichtert es dem älter werdenden Menschen, aufnahmefähig zu bleiben und mit wachem Verstand und Herzen sein Alter zum „neuen Leben" zu machen. Nicht umsonst heißt es: man ist so alt, wie man sich fühlt!

Pfefferminz (Mentha piperita)

Das Pfefferminz-Öl, das einen großen Prozentsatz Menthol enthält, wird aus den Blätter einer Staude destilliert, die auf der ganzen Erde zu finden ist. Schon im alten Griechenland wurde die Pfefferminze und andere Minzearten als Heilmittel und Aphrodisiakum eingesetzt. Die medizinische Aromatherapie verwendet Pfefferminz-Öl bei Lungenkrankheiten, Migräne und Schwächezuständen – auch bei sexueller Schwäche.

Pfefferminz ist für Menschen, in denen der männliche Pol zu schwach entwickelt ist. Besonders bei männlicher Impotenz erweist sich Pfefferminz als wirksam. Pfefferminzöl stärkt den männlichen Pol und hilft gegen Unsicherheit.

Pfefferminz und Jasmin (für Menschen mit zu schwachem weiblichen Pol) sind übrigens keine Gegenspieler, sondern ergänzen sich ganz im Gegenteil hervorragend: sie harmonisieren den männlichen und den weiblichen Pol zu einer Ganzheit.

Rose (Rosa centifolia)

Das Rosen-Öl ist dickflüssig, grünlich und wird aus den Blütenblättern destilliert. Das Öl ist eines der kostbarsten, denn man benötigt 30 Rosenblüten, um nur einen einzigen Tropfen des Öls zu gewinnen. Seit jeher ist die Rose, die ursprünglich aus Persien stammt, wegen ihres berauschenden Duftes ein Symbol der Liebe und wurde schon im Altertum zur Herstellung edler Parfums verwendet. Die medizinische Aromatherapie empfiehlt Rosen-Öl vor allem bei Frauenkrankheiten und zur Hautpflege.

Während Jasmin als das „Öl der Erotik" gilt, kann man Rose als das „Öl der Liebe" bezeichnen. Rose weckt die sogenannten „weiblichen" oder Yin-Energien. Rose wirkt nicht ausgleichend zwischen Yin und Yang, weiblich und männlich, sondern verstärkt ganz gezielt weibliche Energien: vor allem Empathie und Liebesfähigkeit.

Es verwundert nicht, daß Rose schon im Altertum ein Bestandteil von Badeessenzen und kostbaren aphrodisierenden Parfums war – Rose macht geradezu attraktiv. Und die Wirkungen des Öls gehen über die eines bloßen Parfums noch weit hinaus. Frauen, die Ihre Attraktivität und ihre weibliche Ausstrahlung erhöhen wollen, sind mit Rose gut beraten.

Sandelholz (Santalum album)

Das dickflüssige, gelbe Öl wird aus dem in Asien beheimateten Sandelholzbaum gewonnen; dazu wird das innere Holz des Baumes zerkleinert und dann das Öl durch Destillation entzogen. In Indien galt der Sandelholzbaum als heilig, und das Holz wurde bei religiösen Riten verbrannt und in der traditionellen Medizin verwendet. Auch bei den sexuellen Übungen der indischen Tantriker spielte das Sandelholzöl eine wichtige Rolle. Die medizinische Aromatherapie setzt Sandelholz-Öl gegen Infektionen der Harnwege und bei Geschlechtskrankheiten ein.

Sandelholz hilft dabei, Einsamkeitsängste zu überwinden, indem es die Tore zum Unterbewußtsein ein wenig öffnet. Besonders gut eignet sich Sandelholzöl für Massageöle und Badezusätze.

Blüten für die Seele: Bachblütentherapie

Der Geist baut das Luftschiff,
die Liebe aber macht gen Himmel fahren.
Christian Morgenstern

Noch vor wenigen Jahren war die Bach-Blütentherapie eine kaum bekannte „esoterische" Therapie. In kürzester Zeit hat sie viele Anhänger gefunden und ist zu einer der populärsten und beliebtesten alternativen, ganzheitlichen Heilweisen geworden. Und das hat seinen guten Grund: Die Blütentherapie hat keinerlei Nebenwirkungen, sie heilt Körper, Seele und Geist gleichzeitig und sie fördert die seelische Entwicklung des Menschen.

Die Bachblütenessenzen sind *kein* weiteres Medikament, sondern eine *wirklich* alternative Heilmethode. Der entscheidende Unterschied zu den Medikamenten, die wir kennen, besteht darin, daß die Bachblüten-Essenzen nicht materiell wirken. Bei der Herstellung der Essenzen geht (im Idealfall) *kein* „Wirkstoff" auf das Wasser über. Bachblüten-Essenzen sind also nicht mit Pflanzenauszügen gleichzusetzen! Chemisch und physikalisch gesehen ändert sich an dem Wasser, das zur Herstellung der Essenzen verwendet wird, nichts was mit unseren wissenschaftlichen Methoden meßbar wäre.

Natürlich kann man sich fragen, wie die Bachblüten-Mittel denn wirken, wenn „nichts drin ist"? Die Bachblüten-Methode ist eine *energetische* Heilweise. Nicht die stoffliche Substanz der verwendeten Blüten geht in die Trägerflüssigkeit (Wasser und Alkohol) über, sondern die Lebensenergie der

Blüten. Wenn wir diese positiven Energien aufnehmen, werden nicht einfach unsere Symptome kuriert, sondern wir werden von innen heraus wirklich geheilt.

Vielleicht überrascht es Sie, gerade nach dem Gesagten, die Bachblüten in einem Buch über Aphrodisiaka zu finden. Auf den zweiten Blick wird Ihnen der Grund dafür sicherlich einleuchten: Den meisten sexuellen Schwierigkeiten liegen seelische Probleme zugrunde – lösen sich diese auf, steigt die Liebeskraft und die Anziehungskraft. In dieser Hinsicht wirken einige Bachblüten oft tatsächlich als Aphrodisiaka. Und zwar als Aphrodisiaka, die nicht nur kurzfristige „Leistung" ermöglichen, sondern die Liebeskraft und Lebenslust grundlegend verbessern!

Die Anwendung der Bachblüten

Nehmen Sie 3mal täglich 5 Tropfen Ihrer Essenz oder Ihrer Mischung zwischen den Mahlzeiten ein. Geben Sie die Tropfen direkt auf die Zunge, und behalten Sie sie einige Sekunden im Mund.

Da die Bachblüten nicht chemisch in den Organismus eingreifen, sondern über die Seele wirken, kann es mitunter ein bis zwei Wochen dauern, bis Sie ihre Kraft spüren. Die meisten Menschen reagieren jedoch innerhalb kurzer Zeit sehr gut auf die Blütenessenzen. Dabei gibt es jedoch durchaus Schwankungen, die nicht vorhersagbar sind. Besonders sensible Personen spüren unmittelbar nach der Einnahme der Tropfen die heilsame Wirkung, während es bei anderen einige Tage dauert, bis eine Veränderung spürbar wird.

Bachblüten für die Liebe

Cherry Plum - Kirschpflaume (Prunus cerasifera)
Für Menschen, die während des Geschlechtsverkehrs (oder danach) Schuldgefühle entwickeln, oder die Angst davor haben, während des Liebesaktes sich selbst zu verlieren und unkontrollierbare Dinge zu tun.

Crab Apple - Holzapfel (Malus sylvestris)
Für Menschen, die das unbestimmte Gefühl der „Unreinheit" nach dem Liebesakt haben und sich daher nicht völlig ihrem Partner hingeben und die Liebe genießen können.

Gentian - Bitterer Enzian (Gentiana amarella)

Für Menschen, die sich schnell entmutigen lassen und schon bei kleinsten Problemen mit ihrem Partner oder ihrer Potenz in Verzweiflung geraten und mutlos werden oder sogar Depressionen entwickeln.

Gorse - Stechginster (Ulex europaeus)

Für Menschen, die glauben, daß sie endgültig versagt haben und sich keinerlei Hoffnungen hingeben, daß ihnen noch geholfen werden könnte. Auch wenn sie alle möglichen Medikamente durchprobieren, glauben sie im Grund, daß das alles ja doch nichts helfen wird. Diese Bachblütenessenz ist ein Mittel, das sich sehr gut als Ergänzung zu Medikamenten oder natürlichen Aphrodisiaka eignet.

Holly - Stechpalme (Ilex aquifolium)

Für Menschen, die durch negative Gedanken wie Eifersucht, Ärger, Wut, Neid, Rachsucht und Mißtrauen daran gehindert werden, ihr Liebesleben zu genießen. Diese Essenz ist für die meisten Menschen hilfreich – denn wer ist schon wirklich frei von negativen Gedanken?

Honeysuckle - Geißblatt (Lonicera caprifolium)

Für Menschen, die in ihrer glücklichen Vergangenheit leben, die alten Wunschträumen oder ehemaligen Geliebten nachtrauern und nun in der Gegenwart kein erfülltes Liebesleben mehr führen können.

Larch - Lärche (Larix decidua)

Für Menschen, die immer nur Fehlschläge erwarten und sich damit abgefunden haben, nicht so „potent" wie andere zu sein. Sie wollen und können kaum an ihre Erfolge glauben und ziehen sich lieber zurück. Die Essenz hilft dabei, eine gesunde Portion an Selbstbewußtsein und Selbstvertrauen zu entwickeln und stärkt damit die Liebeskraft und die Freude an der Sexualität.

Mimulus - Gauklerblume (Mimulus guttatus)

Für Menschen, die sich vor alltäglichen Dingen, vor dem Versagen beim Liebesakt oder davor sich zu blamieren stark fürchten. Nur selten sprechen diese Menschen über ihre Ängste und Befürchtungen mit ihrem Partner. Die Mimulus-Essenz löst diese Ängste allmählich auf, erleichtert das Sprechen darüber und ermöglicht es, wieder ein erfülltes Liebesleben ohne Ängste zu erreichen.

Pine - Föhre (Pinus sylvestris)

Für Menschen, die unausweichlich sich selbst die Schuld an einem wenig erfüllenden Erlebnis geben. Selbst dann wenn sie „erfolgreich" waren, meinen sie, sie hätten es eigentlich noch besser machen können. Die Essenz nimmt die Spannungen aus den Gedanken und macht das Liebesleben wieder unbeschwerter.

White Chestnut - Rosskastanie (Aesculus hippocastanum)

Für Menschen, die sich selbst beim Liebesakt nicht unerwünschter Gedanken, Ideen und Argumente, die sich unaufhörlich in ihr Bewußtsein drängen, erwehren können. Die Essenz hilft dabei, diese innere Unruhe zu lösen und schafft damit die Möglichkeit, sich bei der Liebe ganz hinzugeben und die Lust freudig anzunehmen.

Wild Rose - Heckenrose (Rosa canina)

Für Menschen, die ohne ersichtlichen Grund allem Geschehen gegenüber gleichgültig werden und resigniert durch das Leben treiben. Die Lust auf tiefere Gefühle und Sexualität ist bei ihnen größtenteils geschwunden, wird aber dennoch schmerzlich vermißt. Die Wild-Rose-Essenz verstärkt das Empfindungsvermögen und bringt die stillgelegten Gefühle wieder in Bewegung.

Willow - Weide (Salix vitellina)

Für Menschen, die ein Mißgeschick im Bett oder ein Unglück mit einem Partner erlitten haben und denen es außerordentlich schwerfällt, ihr Schicksal ohne Verbitterung anzunehmen und sich nun mit aller Kraft Neuem zu widmen. Oft läßt dabei das Interesse und die Aktivität an Liebesdingen nach, oder sie werden nur noch nach dem Leistungsaspekt beurteilt. Die Willow-Essenz hilft, die Freude und Befriedigung die sie früher empfunden haben, wiederzugewinnen.

Safran & Vanille:
Der Liebe die rechte Würze geben

Die Wahrheit ist keine Speise, sondern ein Gewürz!
Arthur Murphy

Die Verwendung von Gewürzen als Heilmittel und Aphrodisiaka hat eine uralte Tradition. Schon vor Tausenden von Jahren setzten Ägypter, Chinesen und

Inder Gewürze zur Heilung ein. Das Wissen um die Heilkraft der Gewürze geriet bei uns jedoch größtenteils in Vergessenheit.

Der Anfang eines systematischen Gebrauchs von Gewürzen ist wahrscheinlich in Indien zu suchen. Dort wurde vor fast 5000 Jahren von den *Rishis*, den Propheten des mythischen Zeitalters, der *Ayurveda*, ein ganzheitliches Heilsystem entwickelt. Im Ayurveda wird der Mensch als Einheit aus Körper, Seele und Geist betrachtet, als Wesen, das, wenn es in Einklang mit den Gesetzen der Natur lebt, vollkommene körperliche und seelische Gesundheit gegeben ist – und was kann wohl eine bessere Voraussetzung für ein erfülltes Liebesleben sein?

Gerade als Aphrodisiaka sind Gewürze, wenn sie richtig eingesetzt werden, äußerst wirksam, denn sie wirken nicht nur auf den Körper, sondern ebenso im seelischen Bereich: Sie helfen Konflikte zu bewältigen, unterbewußte Blockaden aufzulösen und einen Mangel an Energie auszugleichen. Gewürze verhelfen auch zu mehr Sinnlichkeit und Liebesfähigkeit.

Gewürze sind ganzheitliche Heilmittel, die durch ätherische Öle den Geruchs- und Geschmackssinn ansprechen, die Verdauung harmonisieren und dadurch die Ausscheidung von Giftstoffen bewirken, allen Organen positive Energie geben und die nicht zuletzt – vergleichbar mit den Bachblüten – auch unserer Seele Hilfe verschaffen. Gewürze vereinen also direkte physiologische mit psychologischen und energetischen Wirkungen.

Um die vorteilhaften Wirkungen der Gewürze weiß auch unsere Wissenschaft. Prof. Dr. Hans Glatzel vom Max-Plank-Institut für Ernährungsphysiologie wies bereits in den 60er Jahren auf die Heilkraft der Gewürze hin und erläuterte, daß wir mit Gewürzen die Leistungsfähigkeit unserer Organe und Lebensfunktionen verbessern können, wenn wir lernen, „das richtige Gewürz zur richtigen Zeit zu benutzen."

Die Anwendung von Gewürzen als Aphrodisiaka

Die bekannteste Anwendung von Gewürzen ist selbstverständlich der Gebrauch in der Küche. Im Kapitel über aphrodisierende Nahrungsmittel werden wir daher noch einmal auf Gewürze zu sprechen kommen.

Eine besonders wirkungsvolle und gezielte Anwendungen von Gewürzen als Heilmittel oder Aphrodisiaka ist jedoch der Gewürzsud, der darüber hinaus auch noch sehr einfach herzustellen ist.

Für die Zubereitung dieses Suds erhitzen Sie einen ½ Liter Wasser auf dem Herd bis es heiß ist, aber noch nicht kocht. In dieses heiße Wasser geben Sie dann 1-2 Teelöffel möglichst frisch gemahlene Gewürze und lassen das Ganze 5 Minuten lang ziehen.

Verwenden Sie keinesfalls mehr als 2 Teelöffel Gewürz, dies gilt vor allem auch bei Kombinationen, in denen zwei bis fünf verschiedene Gewürze verwendet werden: Auch hier sollte die Gesamtmenge immer nur höchstens 2 Teelöffel betragen. Seihen Sie die festen Bestandteile dann mit Hilfe eines Kaffeefilters oder eines sehr feinen Siebes ab. Lassen Sie den Sud kalt werden, geben Sie ihn in ein luftdicht verschließbares, dunkel gefärbtes Glas. Nehmen Sie 1-5mal täglich 1-3 Eßlöffel davon vor den Mahlzeiten ein.

Ein hervorragender aphrodisierender Gewürzsud wird mit 2 Teilen Chili und jeweils 1 Teil Koriander, Muskatnuß, Safran und Selleriesamen hergestellt.

Sinnliche und aphrodisierende Gewürze

Chili – Capsicum frutescens

Das Gewürz stammt aus Süd- und Mittelamerika. Beim Chili handelt es sich um die getrockneten Beerenfrüchte verschiedener Capsicumarten. Seine typische Schärfe verdankt Chili den Alkaloiden, wobei Capsaicin dominiert. Ferner enthält Chili Dihydrocapsaicin sowie kleine Mengen Nordihydrocapsaicin, Homocapsaicin sowie Homodihydrocapsaicin.

Chili schenkt neue Energie und stärkt den ganzen Organismus. Daher wird Chili in der Gewürzheilkunde gegen Fieber, Kreislaufschwäche, niedrigen Blutdruck, Verdauungsprobleme, allgemeine Schwächezustände und Altersschwäche eingesetzt – und gegen Impotenz. Nicht umsonst gibt es die Redewendung „scharf sein"...

Gewürznelke – Syzygium aromaticum

Als Ursprungsland des immergrünen Baumes, der zu der Familie der Myrtengewächse zählt, gelten die Molukken in Südostasien. Bereits im alten China war die aphrodisierende Wirkung der Gewürznelken geschätzt. Die Hauptkomponenten des ätherischen Öls sind Eugenol und Eugenolacetat.

In China sind die heilsamen Wirkungen der Gewürznelke schon lange vor Beginn unserer Zeitrechnung bekannt gewesen; doch auch in der modernen Naturheilkunde weiß man um die zahlreichen Wirkungen dieses Gewürzes. Als Hauptwirkungen ist wohl die blutreinigende, schmerzstillende, beruhigende und verdauungsfördernde Wirkung der Nelke zu nennen. Darüber hinaus steigert die Gewürznelke jedoch auch die Durchblutung – eine Wirkung, die sich insbesondere bei Impotenz positiv bemerkbar macht.

Koriander – Coriandrum sativum

Koriander stammt aus Kleinasien und dem südlichen Mittelmeergebiet. Aus den Blütendolden der Pflanze entwickeln sich die runden, glatten Früchte. Durch das Trocknen verliert die Pflanze ihren unangenehmen Wanzengeruch und bekommt ein würziges Aroma. Im ätherischen Öl dominiert Linalool, ferner finden wir Spuren von Geraniol, Borneol, Decylaldehyd und andere Inhaltstoffe.

Koriander wirkt sehr harmonisierend auf Körper und Geist und erhöht die sexuelle Empfindungsfähigkeit.

Muskatnuß – Myristica fragrans

Muskatnuß wird aus dem auf den Banda-Inseln und Ambon beheimateten und heute in Sri Lanka, auf den Phillipinen, in Südamerika und Indien kultivierten Muskatnußbaum gewonnen wird. Für die Gewinnung des Muskatnuß-Gewürzes dient der Samenkern der aprikosenartigen Frucht des Baumes. Zu den wichtigsten Inhaltstoffen zählen Monoterpenkohlenwasserstoffe, oxidierte Monoterpene sowie Phenylpropanderivate.

Schon die Alten Chinesen wußten um außerordentlich starken Wirkungen der Muskatnuß. Während hohe Dosen von Muskatnuß Rauschzustände und Vergiftungserscheinungen hervorrufen, sind bei vorsichtiger Dosierung nur positive Wirkungen zu erwarten.

Die Gewürzheilkunde nutzt die entgiftenden, antirheumatischen, entzündungshemmenden und leberstärkenden Wirkungen der Muskatnuß. Aber auch bei Impotenz ist Muskatnuß in niedriger Dosierung bekanntermaßen sehr wirksam und verstärkt die sexuelle Empfindungsfähigkeit.

Vorsicht: Muskatnuß verstärkt die Wirkung von Alkohol. Auch sollte das Gewürz immer richtig dosiert werden!

Pfeffer – Piper nigrum

Die Heimat des Pfeffers ist Südwestindien. Das Gewürz wird aus der Steinfrucht eines immergrünen Strauches gewonnen, wobei sowohl die Früchte und Fruchtstände, als auch die Samen genutzt werden. Die wichtigsten Inhaltstoffe des ätherischen Öls sind Monoterpene wie beispielsweise Mycren, Sabinen, Linalool, sowie die oxidierten Monoterpene. Für die typische Schärfe ist das Piperin verantwortlich.

Pfeffer muß unbedingt frisch gemahlen werden. Nur so kann er seine Wirkung entfalten!

Pfeffer ist ein sehr heilkräftiges Gewürz, das seit jeher auch für seine aphrodisierende und durchblutungsfördernde Wirkung bekannt ist. Im Altertum war dieses Gewürz daher auch so wertvoll, daß es mit Gold aufgewogen wurde. Pfeffer erhöht die Sinnlichkeit, regt die Durchblutung an und fördert die sexuelle Lust.

Rosmarin – Rosmarinus officinalis

Rosmarin ist in den Mittelmeerländern heimisch und wächst dort wild, aber auch in den nördlicheren Ländern gedeiht die Pflanze gut. Als Gewürz verwendet man die getrockneten Rosmarinblätter. Die Blätter müssen luftdicht und möglichst in einem Glasgefäß verschlossen werden; gerade bei Rosmarin verflüchtigt sich sonst das ätherische Öl schnell.

Rosmarin ist schon seit dem Altertum bekannt. Sein Name ist seit damals nahezu unverändert überliefert: *ros marinus* ist lateinisch und bedeutet soviel wie „Meerestau". Man verwendete Rosmarin sicherlich schon seit Urzeiten zum Würzen, doch Rosmarin hatte auch schon immer einen hervorragenden Ruf als Heilmittel, fast muß man schon sagen: Allheilmittel. Schon der Rosmarinduft soll laut alten Kräuterbüchern die Jugend erhalten, zu der ja auch die starken sexuellen Triebe gehören. Auch heute noch gilt Rosmarin als eine äußerst wirksame Heilpflanze und wird in einigen pharmazeutischen Potenzmitteln verwendet.

Aber auch für die seelische Entwicklung ist Rosmarin förderlich: Es macht offen und aufnahmefähig und verstärkt die Intensität der Gefühle

Safran – Crocus sativus

Safran stammt ursprünglich aus Vorderasien und wird heute nicht nur in China und Indien, sondern vor allem auch in Spanien, Frankreich, Griechenland und Italien kultiviert. Der Safrankrokus hat schmale Blätter mit weißen Mittelstreifen. Als Gewürz dienen die getrockneten, orangeroten Narbenschenkel. Das ätherische Öl besteht in der Hauptsache aus Terpenaldehyden, als Aromakomponenten sind Safranal aber auch Cineol und Pinen entscheidend.

Safran ist das teuerste Gewürz, weshalb es auch immer wieder gerne gefälscht wird. Echten Safran erkennt man an der orangeroten Farbe, dem intensiv würzigen Geruch und nicht zuletzt am hohen Preis.

Bereits bei den Alten Griechen und im Alten Rom wurde Safran als Potenzmittel eingesetzt, doch wahrscheinlich kannten viel früher auch schon die Perser und Phönizier nicht nur die geschmacklichen Vorzüge, sondern auch die Wirkungen dieses Gewürzes.

In der Gewürzheilkunde wird Safran besonders wegen seiner herzstärkenden, seiner kräftigenden und aphrodisischen Wirkungen geschätzt. Safran gilt als bewährtes Mittel bei Herzerkrankungen, Herzschwäche, Frauenleiden, Menstruationsbeschwerden, Erschöpfung, Anämie und Impotenz.

Sellerie – Apium graveolens

Sellerie stammt aus dem südeuropäischen Raum und ist inzwischen weltweit als Nutz- und Heilpflanze bekannt. Für die Gewürzheilkunde sind jedoch lediglich die Selleriesamen, die aus der getrockneten Pflanze gewonnen werden, interessant. Das ätherische Sellerieöl enthält sowohl Limonen, Selinen und Sedanonsäureanhydrid wie auch Flavonglykosid Apiin.

Die Heilwirkungen von Sellerie waren schon in der Antike bekannt, und Sellerie gilt in der Volksmedizin seit jeher als sexuell stimulierendes Gewürz. Auch die Selleriestaude wirkt aphrodisierend, doch die Kraft des Selleriesamens ist deutlich stärker.

Vanille – Vanilla planifolia

Vanille – eine Pflanze aus der Gattung der Orchideen – kommt ursprünglich aus Südamerika und galt den Azteken als göttliche, fruchtbarkeitsfördernde Pflanze. Als Gewürz werden vor allem die Vanillestangen, die durch Trocknung eingeschrumpften Fruchtkapseln der Gewürzvanille verwendet. Zu den wichtigsten Inhaltstoffen gehören Vanillin sowie Spuren von p-Hydroxybenzaldehyd, Essigsäure, Phenole und Phenolether.

In der Gewürzheilkunde wird Vanille vor allem wegen seiner hautreinigenden, antimikrobiellen und entzündungshemmenden Eigenschaften geschätzt. Darüber hinaus gilt Vanille jedoch auch als ein sehr sinnliches Gewürz, das das Empfindungsvermögen stärkt und das Herz für die Liebe öffnet.

Sanfte Hände –
Massagen als Aphrodisiaka

Ein Geschenk aus der Hand der Liebe,
da darf es der Bettler mit dem Fürsten aufnehmen.
August von Kotzebue

Die Berührung spricht unseren direktesten Sinn an – die Tastempfindung. Unsere Haut ist unser größtes Sinnesorgan – und wenn es um die Liebe geht, ist es sicherlich auch das wichtigste. Für den Liebesakt ist die durch den Tastsinn vermittelte Berührung natürlich unverzichtbar und die Berührung durch einen geliebten Menschen ist die direkteste erotische Wahrnehmung. Es liegt also nahe, daß die Liebeskraft durch gezielte Berührung erhöht werden kann. In diesem Abschnitt werden Sie erfahren, wie Sie Ihre Sinnlichkeit und die Ihres Partners durch sanfte, erotisierende Berührung steigern können.

Von erogenen Zonen und Liebespunkten

Die Liebe ist ein Fest - es muß nicht nur
vorbereitet, sondern auch gefeiert werden.
Diotima

Selbstverständlich ist nicht jede Körperregion gleichermaßen empfindlich für Berührungsreize. Die Nerven, die den Tastsinn vermitteln, sind in sehr unterschiedlicher Dichte in der Haut vorhanden. Besonders dicht liegen die Tastzellen in den Fingerspitzen und den Lippen, während der Rücken und die Unterarme weit weniger empfindlich sind. Das kann man durch einen ganz einfachen Versuch feststellen. Dazu benötigen Sie lediglich die Hilfe eines anderen Menschen und zwei Bleistifte. Während Sie die Augen schließen, lassen Sie Ihren Partner die beiden Bleistiftspitzen nebeneinander auf die Haut aufsetzen, wobei er die Distanz der Spitzen verändert. Sie werden feststellen, daß Sie, wenn beide Stifte dicht beieinander aufgesetzt werden, nur einen Punkt spüren. Doch die Entfernung, die nötig ist, um zwei Spitzen zu spüren, variiert deutlich: An den Fingerspitzen können Sie noch bei wenigen Millimetern Abstand zwei Berührungspunkte spüren, während es am Rücken ein bis zwei Zentimeter sind!

Aber nicht nur die Dichte der Nervenzellen ist entscheidend. Die Empfindungen, die Berührungen auslösen können, sind sehr unterschiedlich – und das hängt nicht nur von der Art der Berührung, sondern auch von der Körperregion ab. Es gibt Bereiche, die bei Berührung stark sexuell reagieren: Die sogenannten „erogenen Zonen". Natürlich sind die Genitalien bei jedem Menschen erogene Zonen – doch, und das ist erstaunlich, kann beinahe jede Stelle des Körpers eine erogene Zone sein.

Jeder Mensch hat nämlich seine eigenen erogenen Zonen, und es ist für Liebende wichtig und eine spannende Herausforderung, diese Zonen beim anderen aufzuspüren. Häufige erogene Zonen sind der Po, der Nacken oder die Ohren. Und: Die Genitalien sind in der Regel keineswegs die sensibelsten erogenen Zonen – was viele Menschen ihr ganzes Leben lang nicht erfahren, so daß sie sich selbst und vor allem ihren Partner der sinnlichsten Empfindungen berauben.

> Eine sanfte Berührung der erogenen Zonen kann oft anregender sein als ein pharmazeutisches Aphrodisiaka.

Doch außer den erogenen Zonen, die durch Nervenimpulse bei sanfter Berührung erotische Empfindungen auslösen, gibt es noch andere, weniger offensichtliche, aber mindestens ebenso interessante Möglichkeiten, durch Berührung die Liebeskraft zu stärken.

Nach östlicher Auffassung ist unser Körper von einem Netz von *Meridianen* durchzogen, die unsere Organe mit Lebensenergie – chinesisch *Qi* – versorgen. Dieses Meridiansystem ist verhältnismäßig kompliziert, so daß es zunächst etwas schwierig scheint, Zugang zu dieser Methode finden. Für unsere Zwecke ist es jedoch glücklicherweise nicht notwendig, daß Sie sich den Kopf über die genaue Lage der *Meridiane*, die ohnehin nicht so leicht zu definieren ist, zerbrechen. Uns geht es ja nicht darum, schwerwiegende Krankheiten zu behandeln – wir wollen Ihnen vor allem eine effektive Möglichkeit zeigen, wie Sie Ihre sexuelle Energie stärken, eventuelle sexuelle Blockaden auflösen und Ihr Wohlbefinden verbessern können.

Dennoch wollen wir kurz auf die *Meridane* zu sprechen kommen. Die chinesische Medizin kennt zwölf Hauptmeridiane und zwei Sondermeridiane. Jeder *Meridian* ist nach seiner Funktion beziehungsweise den Organen benannt, mit denen er verbunden ist. Die „Yin-Meridiane" (die Bahnen der „weiblichen" Energien) verlaufen an der Körpervorderseite, über die Unterseite der Arme bis in die Handflächen hinein; die „Yang-Meridiane" (in denen die „männlichen" Energien fließen") ziehen über die Körperrückseite, an der Außenseite der Arme entlang bis in die Handrücken. In den Yin-Meridianen fließt die Energie aufwärts, in den Yang-Meridianen abwärts.

Die Yin-Meridiane heißen Lungen-, Milz-, Nieren-, Herz-, Leber- und Herz-kreislaufmeridian, die Yang-Meridiane Dickdarm-, Magen-, Dünndarm-, Bla-sen-, Gallenblasenmeridian und dreifacher Erwärmer. Diese Hauptmeridiane verlaufen symmetrisch sowohl auf der linken als auch auf der rechten Körper-seite. Die zwei Sondermeridiane verlaufen über der Körpermitte. Sie heißen Konzeptionsgefäß und Lenkergefäß, wobei das Konzeptionsgefäß ein Yin-Meridian und das Lenkergefäß ein Yang-Meridian ist.

Natürlich hat die Wissenschaft versucht, die Energiebahnen oder Meridiane mit ihren Möglichkeiten zu erforschen. Es konnten jedoch keine anatomischen Strukturen (wie beispielsweise Nervenbahnen) gefunden werden, die mit den Meridianen übereinstimmen. Macht man sich einmal klar, daß ja auch der phy-sische Schwerpunkt des menschlichen Körpers nicht als anatomisch präparierbarer Punkt existiert, ist das nicht allzu erstaunlich. Was die Wirkun-gen der Akupunktur betrifft, so sind diese inzwischen mittlerweile für eine Vielzahl von Beschwerden nachgewiesen – unter anderem auch für Impotenz.

Doch noch einmal zurück zu den Meridianen. Auf den Meridianlinien lie-gen bestimmte besonders empfindliche Punkte, von denen etwa 90 durch äu-ßere Stimulation erreichbar sind. Ganz wichtig ist nun dies: Wenn der Fluß der Lebensenergie in den Meridianen gestört oder blockiert ist, treten Krankheits-symptome, körperliche und seelische Leiden auf – beispielsweise sexuelle Störungen, Impotenz oder vorzeitiger Samenerguß.

Selbstverständlich müssen Sie diese 90 Punkte nicht auswendig lernen; auch sind die wenigen Punkte, die wir Ihnen später zeigen wollen, nicht allzu schwer aufzufinden, da sie gewissermaßen „magnetische Stellen" sind, die sich auf die Berührung „freuen" – insbesondere, wenn der Energiefluß durch sie blockiert oder gestört ist.

Die vielleicht bekannteste Methode, „Energieblockaden" zu beheben, ist wohl die Akupunktur, die bereits vor über 4000 Jahren in China ausgeübt wurde. Die Akupunktur ist so erfolgreich, daß sie von immer mehr Ärzten auch hier-zulande praktiziert wird.

Aber um auf unser Thema „Berührung" zurückzukommen: Sanfte Formen der Akupunktur (wo die Meridiane durch eingestochene Nadeln aktiviert wer-den), sind die chinesische Akupressur oder das japanische Shiatsu, bei denen die Energiebahnen durch Fingerdruck angeregt werden.

Bei einer Störung der sexuellen Funktionen, bei Impotenz oder vorzeitiger Ejakulation, bei Frigidität oder sexueller Lustlosigkeit sind Akupressur oder Shiatsu in vielen Fällen hilfreich. Aber auch, wenn es darum geht, die ungestörte Liebeskraft zu erhöhen und das sexuelle Erleben zu verstärken, können die östlichen Fingerdruckmassagen gute Dienste leisten – und das ohne Pillen und Nebenwirkungen.

Im nächsten Abschnitt werden wir Ihnen zeigen, wie Sie ganz einfach – durch das Massieren bestimmter Energiepunkte, die scheinbar in keiner Beziehung zu den Geschlechtsorganen stehen – Ihre Liebeskraft steigern können. Dort werden wir Ihnen auch die praktische Anwendung einer weiteren, interessanten Massagetechnik zeigen, nämlich der Reflexzonenmassage.

Im medizinischen Sinne sind Reflexe automatische Abläufe, die durch bestimmte Nervenreize ausgelöst werden – wahrscheinlich kennen Sie einige davon: beispielsweise den Patellarsehnenreflex, der den Unterschenkel nach oben ausschlagen läßt, wenn der Arzt auf die Sehen unterhalb der Kniescheibe schlägt. Die Reflexzonenmassage beruht jedoch nicht auf diesen Reflexen; ihre Bezeichnung ist also ein wenig irreführend.

Die Reflexzonenmassage macht, ähnlich wie die oben beschriebenen östlichen Methoden, von nicht anatomisch festlegbaren Energiebahnen Gebrauch – die sich allerdings völlig von denen der Akupunktur unterscheiden. Erst in diesem Jahrhundert wurde die Reflexzonenmassage in Amerika entwickelt und hat in kurzer Zeit durch ihre Erfolge ihren Siegeszug um die Welt angetreten.

Die sogenannten Reflexzonen finden sich insbesondere an den Füßen, aber auch an Händen, Ohren und Bauch. In den Reflexzonen bildet sich der gesamte Körper mit seinen Organen ab, so daß durch die Massage einer bestimmten Zone „reflektorisch" ein bestimmtes, weit davon entferntes Organ behandelt werden kann.

Interessant für uns ist dabei, daß es auch möglich ist, durch die Massage bestimmter Reflexzonen, die mit Genitalien, Drüsen und Gehirn in Verbindung stehen, die Liebeskraft effektiv zu steigern.

*effektive
Steigerung*

Über die praktische Anwendung, die Reflexzonen, die wichtigen Akupressurpunkte und über die richtigen Massagetechniken wollen wir nun sprechen, damit Sie die vielleicht etwas graue Theorie auch gleich in die Praxis umsetzen können.

Reflexzonenmassage und Akupressur für Liebende

> *Geben ist eine unvergeßlichere Lust als Empfangen.*
> Cesare Pavese

Es müssen also tatsächlich nicht immer materielle Substanzen sein, wenn wir unsere Liebeskraft verstärken wollen – einige Akupressurpunkte und Reflexzonen sind äußerst effektive „Aphrodisiaka".

Die Massagetechniken, die wir in diesem Abschnitt beschreiben wollen, eignen sich gut für die Selbstbehandlung – aber natürlich ist es niemals verkehrt (und eine zusätzliche erotische Stimulation) wenn sich Liebende gegenseitig massieren!

Die unmittelbare Wirkung der Massagen, sowohl der Reflexzonenmassage als auch der Akupressur, hält etwa drei Stunden an. Bei regelmäßiger Anwendung wird die Wirkung in aller Regel länger anhalten und sich allmählich in der Konstitution festigen.

Reflexzonenmassage

Reflexzonen an Fuß, Hand und Ohr

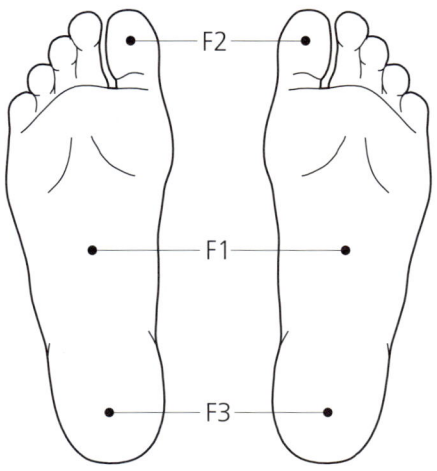

F1: Fußmitte – Aktivierung der Nebennierenhormone

F2: Großzehenmitte – Aktivierung der Hypophyse

F3: Ferse – Harmonisierung der Geschlechtsorgane

H1: Linke Daumenkuppe –
Wachheit

H2: Daumenwurzel –
Harmonisierung des
Herzens

H3: Daumenseite des
Handgelenks –
Genitalien

H4: Kleinfingerseite des
Handgelenks –
Gonaden
(Geschlechtsdrüsen)

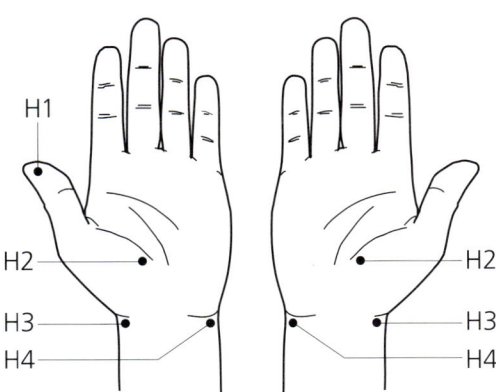

O1: Ohrläppchen –
Lösung von Ängsten

O2: Oberer Ohransatz –
Emotionale Aktivierung

O3: Ohrmitte –
Sexuelle Aktivierung

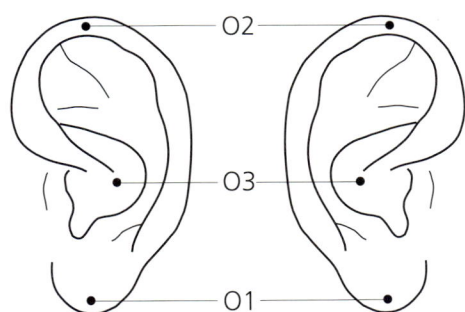

Drei Regeln für die Reflexzonenmassage

- Der Druck auf eine Zone wird als kreisende Bewegung ausgeführt und mindestens 30 Sekunden gehalten.
- Schmerzende oder taube Punkte sollten bevorzugt behandelt werden, da sie auf ein Problem hinweisen.
- Behandeln Sie nicht mehr als fünf Reflexzonen bei einer Sitzung.

Die Massage der Reflexzonen ist sowohl bei sexuellen Störungen, als auch bei dem Wunsch, die Intensität und Kraft des sexuellen Erlebnisses bei Männern und Frauen zu steigern, sinnvoll.

Bei der Auswahl der Zonen sollten Sie bedenken, daß die Stimulation der Zonen F3, H3 und H4, die direkt mit den Geschlechtsorganen in Verbindung stehen, nicht immer die wirkungsvollste Massage ist. Experimentieren Sie am besten mit verschiedenen Kombinationen. Die Ohrreflexzone O3 sollten Sie aber immer mit einbeziehen, da sie direkt die sexuelle Empfindungskraft erhöht. (Eine Ausnahme ist der vorzeitige Samenerguß, *ejaculatio praecox*, bei der O3 das Problem eher verstärkt.)

Ansonsten können und sollten Sie Ihrer Intuition vertrauen und Ihre Erfahrungen mit der Reflexzonenmassage sammeln.

Akupressur

Akupressurpunkte

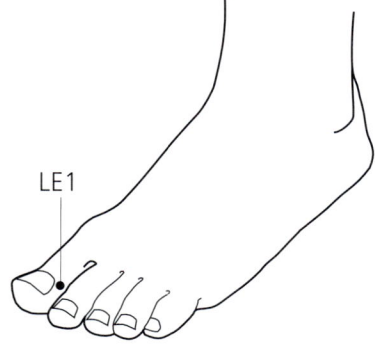

Yin-Punkte

LE 1: Große Zehe oberhalb
      des Zehnagels

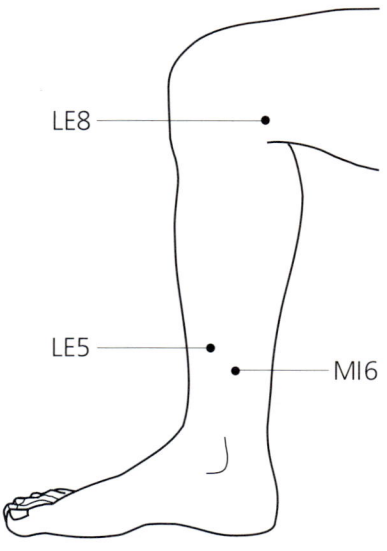

LE5: Fünf Finger oberhalb
      der Knöchelinnenseite

LE 8: Innere Beugefalte des Knies

MI6: Vier Finger oberhalb
      der Knöchelinnenseite

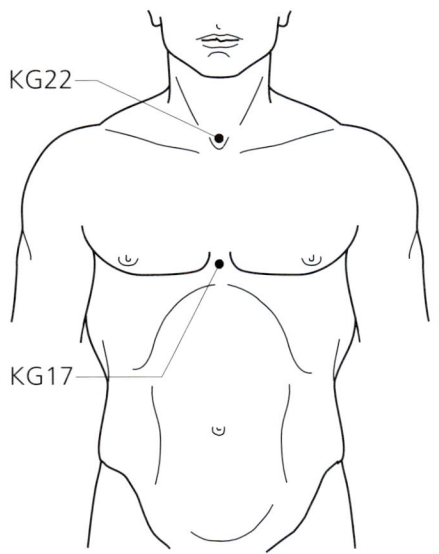

KG22

KG17

KG17: Brustmitte
KG22: Halsgrube

Yang-Punkte

DE4:   Handbeugefalte
       hinter dem
       Handrücken
DE5:   Zwei Finger
       oberhalb
       der Handbeugefalte
DE8:   Unterarmmitte

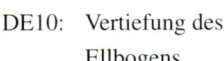
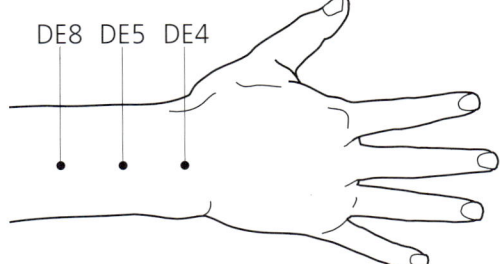

DE8   DE5   DE4

DE10: Vertiefung des
       Ellbogens

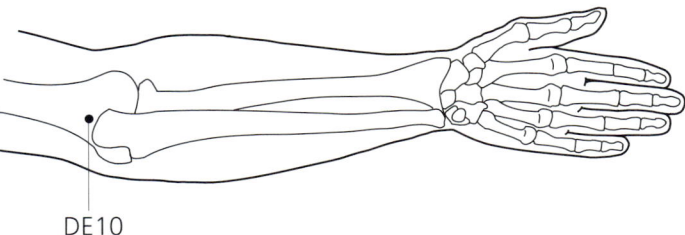

DE10

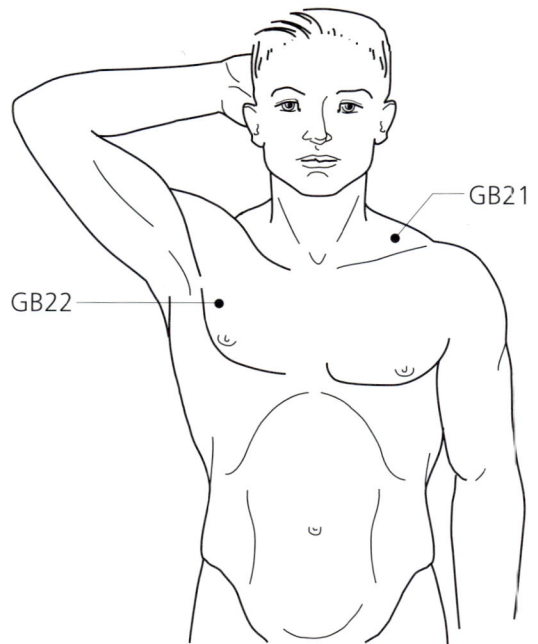

GB21: Zwischen Muskel und
        Schlüsselbeinmitte
GB22: Brustkorbseite, vierter
        Zwischenrippenraum

Drei Regeln für die Akupressur

- Der Druck auf eine Zone wird mit Daumen oder Zeigefinger ausgeübt und dreimal für ca. 10 Sekunden lang gehalten.
- Punkte auf Yin-Meridianen sollten beim Einatmen, Punkte auf Yang-Meridianen beim Ausatmen gedrückt werden.
- Bei einer Behandlung sollten sowohl Yin- als auch Yang-Punkte angesprochen werden.

Mit der Massage der Akupressurpunkte können Sie ebenfalls gefahrlos experimentieren, ohne Nebenwirkungen befürchten zu müssen. Probieren Sie einfach die individuelle Wirkung der einzelnen Akupunkte auf Ihr Befinden in beliebigen Kombinationen aus.

Ein Punkt ist jedoch besonders hervorzuheben: Der Lebermeridianpunkt LE8 wirkt sowohl bei Erektionsschwäche als auch bei sexuellen Störungen wie vorzeitigem Samenerguß (*Ejaculatio praecox*). Diesen Punkt sollten Sie in jedem Fall in Ihr Massageprogramm aufnehmen.

„Den Drachen wecken und steigen lassen"

Für den Anfang möchten wir unseren männlichen Lesern folgende Behandlung vorschlagen, die in China zur Stärkung der Manneskraft verbreitet ist und den bezeichnenden Namen „Den Drachen wecken und steigen lassen" trägt:

- Strecken Sie Ihre Arme aus, atmen Sie dreimal kräftig aus und ein.

- Reiben Sie Daumen und Zeigefinger aneinander, bis sie sich heiß anfühlen.

- Setzen Sie sich, winkeln Sie Ihr linkes Knie an und drücken Sie – immer während Sie einatmen – den Punkt LE8. Beim Ausatmen drücken Sie den Punkt DE8 auf der Unterarmmitte.

- Wiederholen Sie dies dreimal. Am einfachsten ist es natürlich, wenn Sie jeweils 10 Sekunden ein- und ausatmen. Wenn das jedoch für Sie unbequem ist, machen Sie einfach kleine Pausen. Wichtig ist jedoch, daß der Druck auf LE8 mit dem Einatmen und der Druck auf DE8 mit dem Ausatmen beginnt.

- Drücken Sie danach mit jedem Ausatmen den Punkt KG22 in der Halsgrube. Wiederholen Sie dreimal.

- Winkeln Sie nun Ihr rechtes Bein an und drücken Sie – wie oben beschrieben – abwechselnd die Punkte DE8 und LE8 der rechten Seite.

- Stehen Sie auf, strecken Sie sich und atmen Sie dreimal tief aus und ein – und spüren Sie, wie die Kraft sich in Ihren Lenden sammelt.

Der Bauch – Zentrum der Erotik

Liebe mag für primitive Naturen
ein körperliches Bedürfnis darstellen.
Geistigen Menschen bedeutet sie
das fesselndste Erlebnis der ganzen Schöpfung.
Honoré de Balzac

Auch wenn der Bauch heute aufgrund des Schlankheitswahns ein wenig zwiespältig betrachtet wird, ändert das nichts daran, daß er eine starke erotische Ausstrahlung hat. Ein zur Schau gestellter Bauchnabel wird – zumindest wenn er dem gegenwärtigen Schönheitsideal entspricht – einen besonderen, sexuell anregenden Reiz ausüben.

Über den Bauch können wir einen ursprünglichen Zugang zu unserem Körper, unserer Lust und unserer Sexualität bekommen. Das bedeutet nicht etwa, daß wir damit „Triebe" verstärken, sondern vielmehr, daß wir wieder zu unserer wahren Mitte finden und den Bereich der Sexualität nicht ausklammern sondern harmonisch in unser Leben integrieren.

Wie eng der Bauch mit der Sexualität zusammenhängt, zeigt sich auch, wenn wir sehen, wie die Kunst den Bauch immer wieder zum Mittelpunkt ihrer Werke gemacht hat. Zu allen Zeiten, von der Antike bis in die Neuzeit, finden wir eine gewaltige Anzahl von Bildern, Zeichnungen, Gemälden und Skulpturen, die sehr bauchbetont sind. Meist stand und steht der weibliche Bauch dabei im Mittelpunkt künstlerischen Interesses – denn er ist von Natur aus runder als der männliche, und strahlt abgesehen vom Erotischen auch Wärme und Mütterlichkeit aus. Aber auch der männliche Bauch, mit dem kleineren, festeren Becken ist zum erotischen Symbol geworden, was sich nicht nur in der Kunst, sondern auch in der Werbung zeigt. Bauchfreie Shirts und Bauchnabel-Piercing gelten derzeit als besonders erotisch.

Ein Grund dafür, daß der Bauch als besonders erotischer Körperbereich empfunden wird, ist wohl die Tatsache, daß er eine der wichtigsten und vor allem die größte erogene Zone ist. Das Streicheln des Bauches weckt Lustgefühle und ist an sich schon eine erotische Begegnung.

Auch in anderen Kulturen war der Bauch für das erotische Empfinden schon immer besonders wichtig. Denken wir nur an den Bauchtanz, in der die Tänzerin ihre Verbundenheit mit ihrem weiblichen Zentrum in geschmeidigen Beckenbewegungen zum Ausdruck bringt, die das Ja zum eigenen Bauch und die dadurch erreichte Freiheit auf faszinierende Art und Weise belegen. Westliche Frauen, die an Bauchtanzkursen teilnehmen, haben oft erfahren, daß sie sehr schnell wieder zu ihrer ursprünglichen weiblichen Energie zurückfinden. Ebenso wie die Bauchmassage ist auch der Bauchtanz eine gute Möglichkeit, sich wieder auf die Kräfte der Mitte zu besinnen.

Doch abgesehen davon, daß die Bauchmassage im Gegensatz zum Bauchtanz noch viele andere Aspekte umfaßt, wie etwa die Berührung zwischen zwei Menschen, schließt sie auch die Männer ein, die doch auf einige verwunderte Blicke stießen, würden sie mit Schleier und bloßem Bauch ein Tänzchen wagen.

Die Bauchmassage und ihre Wirkungen

Freu dich nicht so sehr, daß du
geliebt wirst, als daß du lieben kannst.
Johann Kaspar Lavater

Die Bauchmassage ist mehr als das Massieren des anatomischen Bauches. Sie ist die Aktivierung des vitalen Energiezentrums in der Leibmitte, das gleichzeitig auch das Zentrum der Emotionen und der Sexualität ist. Bei der Bauchmassage handelt es sich um eine ganzheitliche, sanfte und eben auch erotische Massage.

Die Bauchmassage vereint viele Vorteile in sich; sie ist gleichzeitig Akupressur, Reflexzonenmassage und anregende Aktivierung der größten erogenen Zone.

Die Wirkungen der Bauchmassage erklären sich aus der Tatsache, daß der Bauch das vitale und sexuelle Zentrum im Menschen ist und daß unsere Körpermitte darüber hinaus auf das Engste mit unserer Psyche, unserem Atem und unserem Körperbewußtsein verbunden ist. Wir unterscheiden daher drei Wirkungsbereiche:

Die unmittelbaren Wirkungen
Die Bauchmassage verbessert die Durchblutung der im Bauch gelegenen Organe, wovon insbesondere die Geschlechtsorgane profitieren.

Die reflektorischen Wirkungen
Über Reflexzonen, Energiepunkte und Energiebahnen wird bei der Bauchmassage der gesamte Organismus, das Hormonsystem und der Kreislauf reflektorisch beeinflußt.

Die seelischen Wirkungen

Durch die körperlich-seelische Kommunikation und die ruhige Behandlung werden Unruhe, Nervosität und andere Streßsymptome aufgehoben.

Nehmen wir all das zusammen, wird deutlich, weshalb die Bauchmassage geradezu als „Aphrodisiakum" bezeichnet werden kann.

Die Durchführung der Bauchmassage

Punkte und Striche für die Bauchmassage

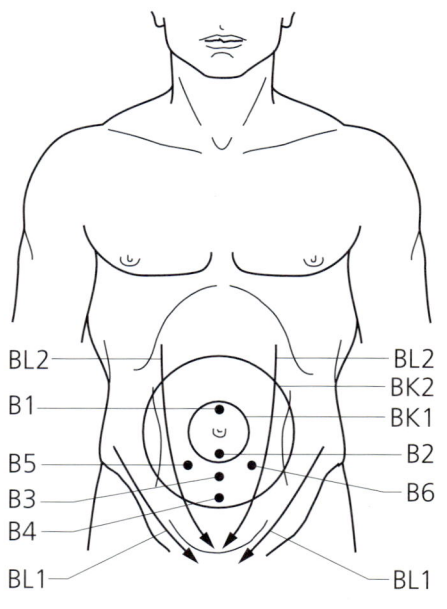

B1:   Zwei fingerbreit oberhalb des Nabels

B2:   Zwei fingerbreit unterhalb des Nabels

B3:   Zwei fingerbreit unter B2

B4:   Zwei fingerbreit unter B3

B5, B6: Zwischen B2/B3, etwa 3 Finger von der Mittellinie

BK1:   Innere Bauchzone, etwa 5 cm um den Nabel

BK2:   Äußere Bauchzone, etwa 10 cm um den Nabel

BL1:   entlang der Hüftknochen bis zur Leiste

BL2:   von der Mitte der Rippenbögen zur Schambeinmitte

Für die Bauchmassage sollten Sie sich mindestens 15 Minuten Zeit nehmen – am besten ist es, wenn Sie und Ihr Partner sich abwechselnd gegenseitig massieren. Schaffen Sie sich eine ruhige, angenehme und erotische Atmosphäre: Musik und Düfte sind dabei wunderbare Hilfsmittel.

- Schließen Sie Ihre Augen und bitten Sie auch Ihren Partner, die Augen zu schließen. Reiben Sie Ihre Hände fest aneinander, so daß sie warm werden.
- Wenden Sie sich nun Ihrem Partner zu. Während der Massage sollten Sie und Ihr Partner sich ganz dem Fühlen hingeben und nicht sprechen – doch bitten Sie Ihren Partner, Ihnen zu sagen, sobald er Unbehagen oder gar Schmerzen empfindet, damit Sie entsprechend reagieren können.
- Legen Sie beide Hände auf den Bauch Ihres Partners, so, daß eine Hand oberhalb, eine unterhalb des Nabels liegt. Die Hände liegen dabei waagrecht.
- Vorerst geht es noch nicht darum, irgend etwas zu tun – spüren Sie sich nur gegenseitig. Fühlen Sie die Wärme der Haut Ihres Partners? Spüren Sie die Wärme, die von Ihren Händen ausstrahlt?
- Versuchen Sie die Mitte Ihres Partners, sein vitales und emotionales Zentrum zu spüren und sich mit ihm zu verbinden. Beginnen Sie allmählich, Ihren Atem mit dem Ihres Partners zu synchronisieren.
- Gleiten Sie sanft über die Bauchdecke Ihres Partners. Streifen Sie seine Haut mit den Fingerspitzen leicht von oben nach unten, wobei Ihre Hände und Arme ganz entspannt bleiben – wie „Katzenpfoten".
- Wenn sich der Bauch Ihres Partners warm und durchblutet anfühlt, können Sie mit den vorsichtigen Drucktechniken beginnen.
- Sie fangen mit der Handflächentechnik an; die aktive Hand liegt flach auf der linken Seite des Unterbauches, die passive Hand auf dem Oberschenkel. Der Handballen Ihrer aktiven Hand liegt etwas unterhalb des Nabels, die Finger weisen nach außen.
- Beim Ausatmen Ihres Partners geben Sie leichten Druck auf die Handfläche, beim Einatmen geben Sie im Druck nach. Wiederholen Sie dies dreimal, wandern Sie dann etwas höher, schließlich auf den Magenbereich und auf der anderen Seite des Bauches wieder abwärts.
- Kreisen Sie nun langsam im Uhrzeigersinn mit der Handflächenmitte um die innere Bauchzone – mindestens sechs Mal. Dann erweitern Sie den Kreis und umkreisen ebenso oft die äußere Bauchzone.
- Nach einer kleinen Pause gehen Sie zur nächsten Technik über; der Massage der Linien BL1 und BL2. Dazu verwenden Sie die Dreifingertechnik. Setzen Sie die Fingerballen sanft in der Mitte des linken Rippenbogens Ihres Partners auf und ziehen Sie ganz langsam die Linie BL2 nach unten. Verstärken Sie dabei allmählich den Druck. Nachdem Sie diese Technik mindestens sechs Mal ausgeführt haben, gehen Sie zur rechten Seite über und wiederholen das Ganze.

- Ebenso verfahren Sie bei den BL1-Linien. Beginnen Sie wieder auf der linken Seite, ziehen Sie die Linie vom Hüftknochen bis zur Leiste und verstärken Sie dabei den Druck (aber nicht zu sehr!). Natürlich wiederholen Sie auch diese Technik auf jeder Seite mindestens sechsmal.

Sie können es dabei bewenden lassen – schon diese Massage wirkt recht anregend. Wenn Ihnen die Massage jedoch sehr viel Spaß macht, oder Sie das Gefühl haben, einer stärkeren Anregung Ihrer sexuellen Energien zu bedürfen, fahren Sie mit der Massage der Bauchpunkte B1 bis B6 fort – oder wählen Sie einige dieser Punkte aus.

Die Bauchpunkte werden mit der Dreifingertechnik massiert. Drücken Sie jeden Punkt, den Sie behandeln wollen, dreimal – jeweils drei (ruhige) Atemzüge lang. Lassen Sie dabei Ihre Finger ein wenig vibrieren.

Wenn Sie und Ihr Partner sich gegenseitig eine Bauchmassage geben, sollten Sie daran denken, daß es sich nicht nur um eine Technik handelt – lassen Sie sich von Ihren Gefühlen und Ihrer Intuition leiten!

Fünf Regeln für die Bauchmassage

- Bei der Bauchmassage sollten sich immer beide Hände auf dem Körper des Partners befinden. Dazu ist auch das Prinzip der aktiven und passiven Hand zu beachten – die aktive Hand übt sanften Druck aus, während die andere, also passive Hand, dem Partner ein Gefühl der Wärme und Geborgenheit vermittelt.
- Die Handfläche der passiven Hand wird weich aufgelegt, wobei folgendes empfehlenswert ist: Übt die aktive Hand Druck im oberen Bauchbereich aus, so liegt die passive Hand auf dem unteren Bauch – und umgekehrt.
- Der Druck wird stets vorsichtig ausgeübt und beginnt mit der Ausatmung des Partners. Bei der Einatmung wird der Druck etwas schwächer, um dann mit der nächsten Ausatmung wieder ein wenig stärker zu werden. Der Druck sollte nie kürzer als ein Atemzug lang gehalten werden – dann kann zur nächsten Bauchzone weitergegangen werden.
- Niemals sollte direkter Druck auf den Nabel oder auf den Solarplexus, das Sonnengeflecht, ausgeübt werden, da dies sehr empfindliche Bereiche sind.
- Jede Härte muß vermieden werden – Trommeln, Hacken, Klopfen sowie tiefe Griffe sind bei der Bauchmassage keinesfalls angezeigt. Die Bauchmassage ist keine Muskelmassage!

Es gibt eine Vielzahl von Techniken bei der Bauchmassage. Für die aphrodisierende Bauchmassage, die wir Ihnen vorstellen wollen, benötigen Sie jedoch lediglich zwei:

Die Handflächentechnik
Die aktive Hand übt einen sanften Druck mit der gesamten Handfläche aus.

Drei-Finger-Technik
Zeige-, Mittel- und Ringfinger der aktiven Hand liegen aneinander, so daß die drei Fingerballen eine breite Druckfläche bilden. Neben einem leichten Druck wird auch eine sanfte Vibration ausgeübt.

Die Liebe beginnt im Kopf – Aphrodisiaka der Seele

Das Leben besteht nicht in der Hauptsache aus Tatsachen und Geschehnissen. Es besteht im wesentlichen aus dem Sturm der Gedanken, der jedem durch den Kopf tobt.

Mark Twain

90% aller Menschen mit sexuellen Problemen sind der festen Überzeugung, daß diese Probleme organisch bedingt sind. Doch in Wahrheit liegt die Wurzel von über 90% aller Schwierigkeiten, die mit dem Bereich der Sexualität zusammenhängen, im seelischen Bereich.

Das heißt nun keineswegs, daß sexuelle Probleme „eingebildet" wären und daß der oder die Betroffene sich lediglich „zusammenzureißen" und seinen/ihren Willen einzusetzen brauchte: Ganz im Gegenteil!

Seelische Phänomene wie Streß, Leistungsdruck, Ängste, Konflikte mit sich selbst oder dem Partner oder auch ein negatives Selbstbild sind im übrigen niemals ausschließlich seelisch – sie wirken sich durchaus auf körperlicher Ebene aus.

Allgemein bekannt ist wohl, daß starker Streß bei der Entstehung von Gastritis und Magengeschwüren, von Herzbeschwerden, Asthma und anderen durchaus ernsthaften Erkrankungen eine Rolle spielt. Heute wissen wir, daß alle körperlichen und geistigen Funktionen – auch, ja sogar insbesondere die Sexualität – von seelischen Faktoren negativ, aber auch positiv beeinflußt werden können.

Wenn der Kopf die Lust blockiert

Mancher findet sein Herz nicht eher, als bis er seinen Kopf verliert.

Friedrich Nietzsche

Während die (Skelett-)Muskulatur direkt der Steuerung unseres Willens unterliegt, ist das bei vielen anderen Funktionen unseres Organismus nicht der Fall. Auch die Sexualität kann nicht willentlich direkt gesteuert werden, wie das bei körperlichen Bewegungen der Fall ist. Wir können uns nicht wirklich dafür oder dagegen entscheiden, sexuell erregt zu sein – es geschieht (oder eben nicht).

Gerade der Versuch, mittels einer Willensanstrengung körperlich-seelische Vorgänge wie die sexuelle Erregung zu beeinflussen, führt in der Regel nur dazu, daß jegliche Kontrolle verlorengeht. Während der rationale Verstand und der reine Willen also wenig vermögen, wenn es um die Steuerung hormoneller, reflektorischer und unbewußter körperlicher Vorgänge geht, vermögen die Gefühle und das Unterbewußtsein sehr viel.

Unser Bewußtsein ist lediglich ein kleiner Teil unseres Selbst. Der weitaus größere Teil unserer Persönlichkeit und unserer Fähigkeiten liegt unter der Oberfläche des Bewußtseins. Sehr anschaulich ist die Analogie mit einem Eisberg: Der Anteil, der sich über der Meeresoberfläche zeigt, ist nur ein Bruchteil des Ganzen. Wir können die Analogie noch weiter führen: Ein Eisberg bewegt sich oft gegen die Windrichtung; da nämlich die Strömungen unter der Oberfläche weitaus stärker sind als der Wind und eine wesentlich größere Masse des Eisberges betreffen – ebenso verhält es sich mit Bewußtsein und Unterbewußtsein: Wir können mit aller Kraft versuchen, den kleineren Teil unseres Geistes, das Bewußtsein, zu bewegen, doch wenn die Tendenzen des Unterbewußtseins in eine andere Richtung gehen, wird diese Anstrengung in der Regel vergeblich sein. Was aber kann sich in unserem Kopf abspielen, das die Sexualität behindert, die ja nicht nur lustvoll, sondern immerhin ein Grundtrieb wie Hunger oder Durst und zum Überleben der Menschheit notwendig ist?

Im Gegensatz zu Lebewesen, deren Gehirn schwächer entwickelt ist, verfügt der Mensch über wenig Instinkte – aber er hat einen mächtigen Ersatz: seine Lernfähigkeit. Nicht nur unser Bewußtsein lernt, sondern vor allem unser Unterbewußtsein. Und mitunter lernt es Dinge, die in Konflikt mit dem stehen, was das Bewußtsein gelernt hat. Im Unterbewußtsein sind Strategien wirksam, die zu der Zeit, als sie entstanden, vorteilhaft waren. Doch diese Strategien – und das ist der entscheidende Punkt – bleiben erhalten, selbst wenn sie nicht mehr effektiv sind. Hier liegt die Ursache für alle Neurosen, psychischen Leiden und sogar für viele mehr oder weniger körperliche Krankheiten.

Um nun wieder auf die Sexualität zurückzukommen: Unsere Vorstellungen und Strategien, die die Sexualität betreffen, sind „Programme", die das Unterbewußtsein einmal aufgenommen hat, weil sie effektiv waren und nun – auch wenn sie längst nicht mehr effektiv sind – beibehält.

Natürlich stellt sich die Frage, wie Strategien, die unsere Sexualität stören, einmal vorteilhaft gewesen sein können. Wenn wir beispielsweise eine extrem strenge Erziehung, verbunden mit einer moralischen Abwertung des Sexuellen betrachten, wird die Antwort erkennbar. Ein Kind, das zunächst neugierig seine eigene Sexualität erforschen will und dabei von seinen Eltern bestraft wird, das erfährt, daß alles Sexuelle „schmutzig" oder „sündhaft" ist, das mit irdischen oder jenseitigen Strafen für sexuelle Lust rechnen muß, wird zunächst problemloser leben, wenn es diese Einstellungen übernimmt und unterbewußte Strategien entwickelt, die sexuellen Wünschen entgegenwirken.

Ähnlich verhält es sich mit unterbewußten Strategien, die sich nicht direkt auf die Sexualität, sondern auf das Selbstbild beziehen – die dann wiederum zu sexuellen Problemen führen können. Wer beispielsweise die unterbewußte Strategie einsetzt, sich selbst als Versager zu betrachten, wird erfahren, wie wirksam diese Strategie ist.

Was, wenn nun alte Strategien des Unterbewußtseins bestehen bleiben? Ist dann keine Veränderung möglich? Bleiben sexuelle Probleme, die ihre Wurzeln in alten unterbewußten Strategien haben, unveränderlich bestehen?

Glücklicherweise nicht. Das Bewußtsein hat zwar nicht die Möglichkeit, das Unterbewußtsein direkt zu steuern – aber indirekt! Der menschliche Geist kann tatsächlich gegen seine eigene „Programme" handeln.

Der erste Schritt dafür besteht darin, sich seiner „Programme" bewußt zu werden. Das allein genügt jedoch nicht. Der zweite Schritt ist, das Unterbewußtsein sozusagen „neu zu programmieren", das heißt ihm neue Strategien zu präsentieren, die den alten – und das ist der zentrale Punkt! – nicht entgegenstehen, sondern sie ergänzen. Es ist wichtig, dieses Prinzip zu verstehen: denn wenn neue Strategien aufgebaut werden, die im Widerstreit mit den alten stehen, entstehen unausweichlich neue Probleme.

Im Folgenden wollen wir uns einmal ansehen, was das in der Praxis bedeutet.

Das Unterbewußtsein auf Liebe einstimmen

Alles, was die Menschen in Bewegung setzt,
muß durch ihren Kopf hindurch,
aber welche Gestalt es in diesem Kopf annimmt,
hängt von den Umständen ab.
Friedrich Engels

Marcus B. hat eine unterbewußte Angst vor Sex entwickelt, da seine Mutter ihm als Kind immer wieder mit Krankheiten, geistigen Störungen und Gottes Strafe drohte, wann immer er an seinem Glied spielte oder Fragen mit sexuellen Inhalten stellte. Als Erwachsener hat er nun Schwierigkeiten mit seiner Sexualität – insbesondere kann er seinen Gefühlen nicht freien Lauf lassen und sich ganz der Lust hingeben. Er erkennt durchaus die Wurzeln seines Problems und versucht sie mit Willenskraft zu überwinden – natürlich vergeblich.

Dann erfährt er, daß er seine unterbewußte Strategie verändern muß: Er versucht also, die schönen, lustvollen Aspekte seiner Sexualität bewußter wahrzunehmen und diese dann den alten negativen Mustern entgegenzustellen. Tatsächlich gelingt es ihm für kurze Zeit, seine alten Prägungen mit den neuen positiven Wahrnehmungen zu überlagern. Allmählich kehren jedoch die Probleme in Form psychosomatischer Beschwerden zurück.

Was wäre aber nun eine wirklich bessere Strategie für Marcus? Welchen Fehler hat er gemacht?

Er versuchte, seine alte unterbewußte Strategie zu unterdrücken – mit dem Ergebnis, daß sie sich sozusagen bedroht fühlt und sich verteidigt und dabei noch stärkeren Einfluß gewinnt. Eine funktionierende neue Strategie müßte aber mit der alten zusammenarbeiten!

Den Aufbau einer neuen Strategie könnte Marcus etwa so durchführen:

- Er sucht in seinen Erinnerungen einen Moment, an dem er sich sehr wohl, entspannt und voller Kraft fühlte.
- Diesen Moment spielt er nun in Gedanken und Gefühlen immer wieder durch und verankert das positive Gefühl in sich.
- Um diesen „Anker" sofort wieder abrufen zu können, gibt es einen Trick: Man verbindet die positiven Gefühle mit einer bestimmten körperlichen Haltung – beispielsweise der Berührung von kleinem Finger und Daumen.
- Wenn die positiven Gefühle und dieser „Anker" immer wieder zusammentreffen, bildet sich eine Assoziation.
- Wird später die Anker-Haltung eingenommen, stellt sich das angenehme Gefühl reflexartig ein.

Bisher kam die Sexualität noch nicht ins Spiel – das geschieht im nächsten Schritt: Marcus beginnt damit, sich sexuelle Situationen vorzustellen. Sobald er merkt, daß in ihm ein Widerstand, eine Angst oder eine unangenehme Situation auftaucht, ruft er den im vorigen Schritt aufgebauten positiven Anker ab.

Es können nun nicht beide Inhalte – das positive, durch den Anker abgerufene Gefühl und die negativen Gefühle, die mit der alten Strategie verbunden sind – gleichzeitig aufrechterhalten werden. Das Unterbewußtsein ergänzt die alte Strategie: Mit jeglicher negativen Emotion, die mit der Sexualität verbunden ist, folgt unmittelbar ein positives Gefühl ohne negative Konsequenzen – die negativen Gefühle werden unnötig.

Diese – hier sehr knapp gefaßte – Methode stammt aus einer relativ neuen psychologischen Technik, dem NLP (Neurolinguistisches Programmieren), die sehr wirkungsvoll ist, wenn es darum geht, alte Gefühls- und Verhaltensmuster aufzulösen.

Eine andere Methode, die sich nicht nur zur Bewältigung von alten Prägungen, sondern auch zur Steigerung der sexuellen Empfindungsfähigkeit eignet, ist die Methode der Visualisierung.

Visualisierungen – wie die Phantasie Berge versetzt

Phantasie ist wichtiger als Wissen.
Albert Einstein

Wir haben oben schon einiges über das Unterbewußtsein gesagt. Eines kam aber noch nicht zur Sprache, nämlich die Tatsache, daß Bilder besonders stark auf das Unterbewußtsein wirken. Durch innere Bilder, die wir bewußt unserem Unterbewußtsein präsentieren, können wir bis zu einem gewissen Grad sogar körperliche Vorgänge beeinflussen, die der bewußten Kontrolle eigentlich gar nicht zugänglich sind – beispielsweise den elektrischen Hautwiderstand, die Pulsfrequenz oder die Durchblutung. Indische, tibetische und chinesische Mönche haben solche Techniken soweit verfeinert, daß ihnen scheinbar übernatürliche Leistungen möglich werden: So können beispielsweise tibetische Lamas selbst bei Temperaturen unter dem Gefrierpunkt innerhalb weniger Minuten nasse Kleidung am Körper trocknen, indem sie ihre Körpertemperatur erhöhen.

Aber soweit müssen wir nicht gehen. Stellen Sie sich lebhaft eine gefährliche Situation vor – und sofort wird sich Ihr Puls erhöhen! Aber um wieder auf die Sexualität zu kommen: Die meisten Menschen werden bekanntlich durch Bilder mit sexuellen Inhalten erregt; manche können sogar allein durch lebhafte sexuelle Phantasien zum Orgasmus gelangen.

Interessant ist dabei, daß innere Bilder stärkere Reaktionen auslösen, als äußere. Sexheftchen und Pornofilme wären also als sexuelle Stimulanzien ziemlich wirkungslos – wenn denn die Fähigkeit innere Bilder hervorzurufen nicht geübt werden müßte. Die Flut der Bilder, die von außen an uns herangetragen wird, stumpft diese Fähigkeit jedoch ab.

Aber uns geht es hier gar nicht unbedingt um Bilder sexuellen Inhalts. Nicht nur direkte sexuelle Bilder können die Sexualität stimulieren und die Liebeskraft erhöhen. Mit angenehmen inneren Bildern können wir erstens – als allgemeine und grundlegende Maßnahme – „die Seele Urlaub machen lassen" und wieder zu mehr Zufriedenheit mit uns finden, was sich sehr positiv auf das Liebesleben auswirken kann.

Zweitens aber – und darum geht es uns hier ganz besonders – können wir mit inneren Bildern physiologische Parameters verändern, wie beispielsweise die Durchblutung der Geschlechtsorgane oder die Erregbarkeit der sensiblen Nerven.

Visualisationen wirken erstaunlich einfach: Das Unterbewußtsein nimmt ein inneres Bild, das ihm präsentiert wird, für bare Münze, und läßt den Körper dementsprechend reagieren. Je deutlicher, klarer und intensiver die Vorstellungskraft ist, desto stärker ist die physiologische Reaktion des Körpers. Und indem Sie Visualisationen durchführen, wird Ihre Vorstellungskraft immer stärker werden – Sie können sie fast wie einen Muskel trainieren!

Die konkreten Visualisationen für die Steigerung von Potenz, Ausdauer im Liebesspiel oder Empfindungsfähigkeit hängen natürlich von Ihren persönlichen Assoziationen und Vorstellungen ab. Um beispielsweise die Durchblutung im Penis zu erhöhen, könnten Sie folgende Bilder probieren:

- eine Heizspirale, die Sie nun einschalten und die daraufhin heiß wird,
- ein elektrischer Strom, der die Blutgefäße erweitert und wärmt,
- eine pulsierende Lichtkugel aus Gedankenenergie, die Sie in das Sexualzentrum unterhalb des Nabel schicken,
- eine kleine, leistungsfähige Pumpe, die Sie nun einschalten,

und so weiter ...
Ihrer Phantasie sind keine Grenzen gesetzt!

Entspannung und Meditation

Der Weg zu allem Großen geht durch die Stille.
Friedrich Nietzsche

Innere Ruhe und Gelassenheit, sowie die Fähigkeit sich ganz auf den Augenblick einzulassen, sind die Voraussetzungen für ein erfülltes Liebesleben. Verkrampfungen – seelische, wie körperliche – sind dagegen Voraussetzung für möglichst wenig Lust und Freude am Leben.

Unsere Zeiten sind so hektisch geworden, daß sich immer mehr Menschen nach innerer Ruhe und nach Entspannung sehnen, ohne dabei die Annehmlichkeiten, die das Leben unserer Zivilisation kennzeichnet, missen zu wollen. Auch die Entspannung muß schnell gehen. Nun gut: Also wollen wir Ihnen einen sehr schnell durchzuführende, schnell erlernbare und dennoch wirkungsvolle Entspannungstechnik zeigen – die sogenannte Progressive Muskelrelaxation.

„Progressiv" bedeutet hier fortschreitend; das heißt wir beginnen mit einer Muskelgruppe und schreiten dann zur nächsten fort, bis der gesamte Körper einen höheren Grad an Entspannung aufweist.

Sie können jetzt die Übung lesen und sich (natürlich nicht wortwörtlich) einprägen, jemanden bitten, sie Ihnen vorzulesen während Sie üben, oder den Text auf Tonband sprechen.

Progressive Muskelrelaxation

- Legen Sie sich bequem auf den Rücken und schließen Sie die Augen. Konzentrieren Sie sich auf Ihre Atmung; verändern Sie Ihren Atem dabei nicht, sondern beobachten Sie ihn nur.
- Konzentrieren Sie sich nun auf Ihre Füße und spannen Sie die Fußmuskulatur an, indem Sie die Zehen nach unten anwinkeln. Halten Sie die Spannung drei Atemzüge lang – der Atem geht ruhig weiter – und lassen Sie dann wieder los. Achten Sie drei Atemzüge lang auf die Entspannung.
- Konzentrieren Sie sich auf die Unterschenkel. Winkeln Sie den Fuß zum Schienbein an – halten Sie die Spannung – achten Sie beim Lösen auf die Entspannung.
- Konzentrieren Sie sich auf den Oberschenkel. Strecken Sie die Beine und versuchen Sie, sie einen Millimeter vom Boden zu heben – halten Sie die Spannung – und entspannen Sie sich.
- Konzentrieren Sie sich auf das Gesäß und spannen Sie die Gesäßmuskeln an, indem Sie den Po zusammenkneifen. Halten Sie die Spannung – weiteratmen – und entspannen Sie die Muskeln.
- Konzentrieren Sie sich auf den Bauch. Spannen Sie die Bauchmuskulatur an, indem Sie beide Beine ein wenig vom Boden heben. Halten Sie die Spannung – atmen Sie ruhig weiter – entspannen Sie sich.
- Konzentrieren Sie sich auf den unteren Rücken. Spannen Sie die Rückenmuskeln an, indem Sie den Bauch nach oben schieben. Halten Sie die Spannung – atmen Sie ruhig weiter – entspannen Sie sich.

- Konzentrieren Sie sich auf Ihre Hände. Ballen Sie die Hände fest zu Fäusten – halten Sie die Spannung – atmen Sie ruhig weiter – entspannen Sie sich.
- Spannen Sie den Oberarm an, indem Sie die Arme beugen. Halten Sie die Spannung – atmen Sie ruhig weiter – entspannen Sie sich.
- Konzentrieren Sie sich auf Brust und Schultern. Drücken Sie die Handflächen bei gestreckten Armen gegeneinander. Halten Sie die Spannung – atmen Sie ruhig weiter – entspannen Sie sich.
- Konzentrieren Sie sich auf den oberen Rücken und drücken Sie die Arme gegen den Boden. Halten Sie die Spannung – atmen Sie ruhig weiter – entspannen Sie sich.
- Heben Sie Ihren Kopf und drücken Sie das Kinn gegen die Brust. Halten Sie die Spannung – atmen Sie ruhig weiter – entspannen Sie sich.
- Konzentrieren Sie sich auf den Nacken und drücken Sie den Hinterkopf gegen den Boden. Halten Sie die Spannung – atmen Sie ruhig weiter – entspannen Sie sich.
- Konzentrieren Sie sich auf Ihre Stirn. Ziehen Sie die Augenbrauen kräftig nach oben. Halten Sie die Spannung – atmen Sie ruhig weiter – entspannen Sie sich. Ziehen Sie die Augenbrauen zusammen – halten Sie die Spannung – weiter atmen – entspannen.
- Reißen Sie den Mund weit auf und strecken Sie die Zunge heraus. Halten Sie die Spannung – atmen Sie ruhig weiter – entspannen Sie sich.
- Atmen Sie ruhig weiter und beobachten Sie ein paar Atemzüge lang, wie sich die Übung bisher auf Ihren Körper ausgewirkt hat.
- Spannen Sie nun noch einmal alle Muskeln an: Füße – Beine – Po – Rücken – Bauch – Brust – Hände, Arme und Schultern – Nacken – Gesicht. Vergessen Sie nicht, weiterzuatmen und halten Sie die Spannung drei Atemzüge lang. Mit einer weiteren Ausatmung entspannen Sie jetzt den ganzen Körper wieder: Füße – Beine – Po – Rücken – Bauch – Brust – Hände, Arme und Schultern – Nacken – Gesicht.

Bleiben Sie noch eine Weile liegen und spüren Sie der Übung nach. Was hat sich im körperlichen Bereich verändert? Was hat sich im emotionalen Bereich geändert?

Die Durchführung der gesamten Entspannung nimmt zunächst etwa 5 bis 10 Minuten in Anspruch. Mit ein wenig Übung wird die Entspannung jedoch automatisiert, so daß sie wesentlich schneller vonstatten geht; nach einer Weile müssen Sie nur noch an die Übung denken und schon tritt die Entspannung ein. Vielleicht werden Sie überrascht sein, wie stark sich eine regelmäßige Entspannung auf Ihr Liebesleben auswirkt!

Schon diese einfache Entspannungstechnik entspannt nicht nur den Körper, sondern auch den Geist. Um eine wirkliche innere Ruhe zu finden, die Fixierungen auf Ängste, Sorgen, Probleme zu lösen und die (auch sexuelle) Wahrnehmungsfähigkeit zu erhöhen, bedarf es einer tiefergehenden Methode: der Meditation.

Einige Menschen haben keine rechte Vorstellung, was „Meditation" eigentlich ist und verbinden manchmal recht eigentümliche Ideen damit. Dabei ist Meditation etwas vollkommen Natürliches. Auch Sie waren sicherlich schon einmal in einem meditativen Zustand, wenn Sie beispielsweise beim Betrachten eines wunderschönen Sonnenaufgangs ganz in diesen Anblick versunken waren und ganz in diesem Moment aufgingen. Auch spielende Kinder „meditieren".

Meditation ist ein Zustand, in dem der ständige Fluß der Gedanken zur Ruhe kommt und einer geistigen Klarheit und Stille Raum gibt. Die Aufmerksamkeit weilt nicht in der Vergangenheit oder richtet sich auf eine vorgestellte Zukunft, sondern ist im Hier und Jetzt – dort wo wir uns ja nun einmal befinden.

Wenn man vor lauter Hektik gar nicht mehr in der Lage ist, seine Sexualität erfüllt zu leben, ist es ganz besonders sinnvoll, die Gegenwart wieder stärker ins Bewußtsein zu holen, die kreisenden Gedanken zu beruhigen und seine geistige Ruhe wiederzufinden. Wenn wir uns jedoch einfach nur vornehmen, die Gedanken zur Ruhe kommen zu lassen, ist es eher unwahrscheinlich, daß uns dies gelingt.

Es gibt aber nun eine ganze Reihe von „Methoden", mit denen es uns leichter fällt, in den Zustand der Meditation zu gelangen. Es ist nicht nötig, irgendwelche besonderen Positionen – weder körperliche, noch weltanschauliche – einzunehmen. Hauptsache Sie sitzen stehen oder liegen einigermaßen bequem, so daß Sie nicht durch unangenehme Körperempfindungen abgelenkt werden.

Atemmeditation

- Achten Sie auf Ihren Atem und zählen Sie Ihre Atemzüge bis zehn.
- Dann fangen Sie wieder von vorne an.
- Beobachten Sie die Atmung, ohne einzugreifen. Wann immer sich Gedanken ins Bewußtsein drängen, lenken Sie ihre Aufmerksamkeit wieder auf die Atmung und das Zählen.

Mit der Zeit werden Sie feststellen, daß die Abstände, in denen störende Gedanken Ihre Konzentration unterbrechen, immer größer werden. (Die alten

Yoga-Schriften definieren die Meditation als das Aufrechterhalten von mindestens 12 Sekunden uneingeschränkter Konzentration – eine Stoppuhr zu verwenden, würden wir allerdings nicht empfehlen...)

Lichtmeditation

- Die Aufmerksamkeit wird dabei auf eine Kerzenflamme gerichtet.
- Achten Sie darauf, daß die Kerze in Augenhöhe steht, damit Sie nicht Augen, Kopf, Hals oder Rücken verspannen können, während Sie die Kerzenflamme betrachten.
- Sie beobachten nun einfach die Flamme. Wann immer Ihre Konzentration abschweift, kehren Sie zur Beobachtung zurück.

Diese Form der Meditation fällt oft besonders leicht, da das flackernde Kerzenlicht die Konzentration ganz automatisch auf sich zieht. Sie wird von vielen Menschen als besonders angenehm empfunden.

Energiepunktmeditation

- Bei dieser Meditation versuchen Sie, sich einen strahlenden Lichtpunkt vorzustellen.
- Die Verbindung zur rechten Gehirnhälfte tritt genau in dem Moment ein, in dem der Lichtpunkt eine strahlend helle, intensive, beinahe blendende Qualität annimmt.

Diese Meditationsform ist besonders wirksam; sie stellt eine Verbindung zwischen linker und rechter Gehirnhälfte her, zwischen Gedanken und Gefühlen.

Die Ruhe, die wir durch Meditieren gewinnen, trägt über unterbewußte Mechanismen zur Überwindung seelischer (auch sexueller!) Probleme bei, steigert die Kraft des Immunsystems und gibt uns die Möglichkeit, aktiv und bewußt an unseren Problemen zu arbeiten. Meditation ist eine hervorragende Unterstützung bei jedem Versuch, die Möglichkeiten und Chancen der eigenen Persönlichkeit zu realisieren und eine den gesamten Menschen umfassende Harmonie herzustellen.

Hexentrank und Liebeszauber

Denn wer den Schatz, das Schöne, heben will,
bedarf der höchsten Kunst: Der Magie der Weisen.
Johann Wolfgang von Goethe

In allen Kulturen gibt es magische Vorstellungen, also den Glauben daran, daß die Welt eine große Einheit bildet und daher Ereignisse bei entsprechenden Kenntnissen von Eingeweihten gelenkt und gesteuert werden können. Das ist natürlich eine sehr umfassende Definition: So gesehen wären ja auch viele Errungenschaften der modernen Wissenschaft Magie. Und in gewisser Weise trifft das sogar zu; man stelle sich vor, wie wohl Menschen vor dreihundert Jahren auf Fernsehen, Funktelefon oder Röntgenbilder reagiert hätten!

So müssen wir also zugeben, daß Magie etwas ist, das wir *noch* nicht (oder nur unvollständig und ansatzweise) wissenschaftlich erklären können. Wir wollen uns deshalb in diesem Abschnitt auch aller Wertungen möglichst enthalten und keine Urteile fällen – am besten ist es (und das nicht nur, wenn es um „Magie" geht), Sie machen Ihre eigenen Erfahrungen und urteilen selbst.

Ebenso alt wie der Glaube an Magie ist wohl der Wunsch, durch magische Einflüsse, durch „Zauberkraft", Liebe zu wecken oder die Liebeskraft zu stärken. Dabei können wir verschiedene „Techniken" unterscheiden:

Die stoffgebundene Magie

Diese Form der Magie ist die Vorläuferin der wissenschaftlichen Chemie und Pharmazie. Mit Hilfe bestimmter Kräuter und anderer Zutaten soll die Liebeskraft mit einem Liebestrunk gestärkt werden.

Die sympathische Magie

Darunter versteht man eine Magie, die von der geistigen Verwandtschaft, von der seelischen Anziehung Gebrauch macht. Eine große Rolle spielen dabei physische oder psychische Ähnlichkeiten – auch die Homöopathie Hahnemanns, die auf dem Grundsatz „Gleiches mit Gleichem heilen" beruht, gründet auf diesen magischen Vorstellungen. Ein anderes Beispiel sind die berüchtigten haitianischen Voodoo-Puppen – die nicht nur üblen Zwecken dienen, sondern auch als Liebeszauber.

Die rituelle Magie

Diese Form der Magie arbeitet mit Worten, Gesten, Vorstellungen und Bewegungen. Die rituelle Magie kann in gewisser Weise als eine Vorläuferin der

Psychotherapie angesehen werden – allerdings geht ihr Anspruch wesentlich weiter.

In der Regel werden diese Formen miteinander verbunden; insbesondere das Ritual ist ein fester Bestandteil magischer Praktiken.

Die Magie erlebt heute wieder eine Renaissance. Da die wissenschaftlichen Weltbilder viele Menschen nicht mehr befriedigen können, wird wieder auf alte Weisheiten zurückgegriffen. Eines der neuen alten alternativen Weltbilder ist das der Magie: Die Welt ist eine große Einheit und alles ist mit allem verbunden.

Magie ist keineswegs „gottlos" oder gar mit Satanismus gleichzusetzen: Die meisten magischen Lehren beziehen sich sogar ausdrücklich auf einen gütigen, weisen Schöpfer (oder eine Schöpferin). Die Religionen der Welt enthalten übrigens zahlreiche magische Vorstellungen: man denke nur an die Transsubstantiation (die Verwandlung von Brot und Wein) der katholischen Kommunion, die Rituale, die jede Religion beinhaltet, sowie die Gebete und Gesänge, die dem jeweiligen Gott gewidmet werden – natürlich mit dem Gedanken, ihn für die jeweiligen Zwecke gewogen zu stimmen. Und welches Gebet an einen liebevollen Gott wäre wohl angemessener, als ein Gebet um Liebe?

Geheimnisvolle Liebestränke

*Die Liebe ist ein Stoff, den die Natur gewebt
und die Phantasie bestrickt hat.*
François-Marie Voltaire

Pflanzen können heilen, Pflanzen können töten und Pflanzen können das Bewußtsein verändern. So ist es nicht erstaunlich, daß bestimmten Pflanzen seit jeher magische Kräfte zugesprochen wurden. Über einige dieser Pflanzen haben wir ja bereits in den vorausgegangenen Kapiteln gesprochen. Eine solche typische „Zauberpflanze" war beispielsweise die Alraune, um die sich zahlreiche Mythen ranken. Natürlich setzten Heiler seit jeher Pflanzen in der Heilkunde ein, und auch heute noch werden einige der wirksamsten Medikamente aus Pflanzen gewonnen. Aber ebenso wichtig waren Pflanzen für die Magie – insbesondere auch für die Liebesmagie. Liebestränke wurden schon vor Tausenden von Jahren gebraut.

Diese magischen Liebestränke enthielten allerdings auch oft recht eigentümliche Zutaten, getrocknete tierische und mineralische Stoffe, teilweise auch solche, die wir heute wohl eher mit Abscheu betrachten würden: getrocknete Fledermäuse, Tierblut, ja sogar Kot und Urin bestimmter Tiere. Ein solcher Trank mußte außerdem nach einer genau vorgeschriebenen Art und Weise, teilweise auch mit einem bestimmten Ritual gebraut werden. Auch der Stand des Mondes spielte oft eine Rolle für das Sammeln von Kräutern oder die Zubereitung – das Wissen um die Bedeutung des Mondes wird heute wieder entdeckt.

Liebes-Zauberey

In einem „Hexenbuch" aus dem 17. Jahrhundert fanden wir folgendes Rezept:

„Eine Liebes-Zauberey zu wirken, die Kraft der Liebe des Mannes zu wecken, bedarf es dreierley: Den Samen des Bilsenkrautes, in der Abendstunde, just wenn der letzte Strahl der Sonne die Erde küßt; zudem ein Stück vom Herzen eines jungen Stieres; zuletzt die Wurzel Allewey – diese ist mit blossen Händen bei Vollmond zu graben, denn kein Eisen darf sie berühren, so sie nicht ihre Kraft verlieren soll. In der Mitte der Nacht werfet ihr all dies in einen Kessel, gebet Wasser darauf und siedet es bis zum frühen Morgen. Alldieweil es siedet, schreitet dreimals um den Kessel und sprecht also: Samo repo allumai. Dies weckt die Kraft, die allem innewohnt."

Ob dieses Rezept wirksam ist, können wir Ihnen leider nicht mitteilen – schon allein deshalb, weil es uns nicht möglich war, herauszufinden, welche Pflanze mit der „Wurzel Allwey" gemeint war.

Ein Rezept, das Sie ohne Bedenken ausprobieren können und das ausschließlich unbedenkliche Zutaten enthält, wollen wir Ihnen hier aber doch noch vorstellen. Auch dieses Rezept stammt aus einem alten Hexenbuch. Es soll sowohl die eigene Liebeskraft stärken, als auch die Liebe des Partners wecken können.

Zutaten:

den Saft 1 Rübe
1/8 Rotwein
1 geriebene Haselnuß
1 Rosenblatt
1/2 Teelöffel Pfeffer
1 Eßlöffel Ziegenmilch

Das Rezept schreibt vor, die Zubereitung einen Tag nach Vollmond vorzunehmen, am besten in der Stunde des Mondaufgangs (kurz nach Sonnenuntergang). Geben Sie den Rübensaft, die Ziegenmilch, die geriebene Haselnuß und das Rosenblatt in einen Topf und erhitzen Sie das Ganze. Rühren Sie 27mal (3x3x3) nach rechts und ebenso oft nach links um und sprechen Sie dabei Ihren Wunsch aus (laut oder in Gedanken).

Nehmen Sie den Topf vom Feuer und geben Sie nun den Wein hinzu, wobei Sie sprechen: „Ich weihe dich dem Leben.", dann den Pfeffer: „Ich weihe dich dem Feuer.", und schließlich das Rosenblatt: „Ich weihe dich der Liebe."

Und schon ist Ihr Liebestrank fertig! Ein Eßlöffel sollte reichen, um die Kraft der Liebe zu wecken.

Die Macht der Worte

Die Liebe besteht zu drei Vierteln aus Neugier.
Giacomo Casanova

Magie wird oft mit Anrufungen und Beschwörungen von Geistern, Göttern und Dämonen in Verbindung gebracht. Tatsächlich ist die Magie der Worte eine wichtige Form der Magie. Auch wenn wir heute in der Regel nicht daran glauben, daß „Dämonen" existieren, die wir beschwören könnten, so können wir heute jedoch verstehen, was den Kern von Beschwörungen ausmacht.

Daß Worte eine große Kraft auf den menschlichen Geist ausüben können, ist wohl eine gut begründete Tatsache: Was geschieht in einer Gesprächstherapie oder in einer Hypnosesitzung anderes, als daß Worte Bewußtsein und vor allem Unterbewußtsein beeinflussen? Wir haben ja ausführlich in einem vorausgegangenen Kapitel darüber gesprochen.

Aber nicht nur aus der Psychologie ist uns die Macht der Worte geläufig, auch aus unserem Alltag wissen wir, wie uns Worte beeinflussen, unsere Stimmungen und Gefühle verändern können.

Während wir in der Psychologie und im Alltag kaum von „Beschwörungen" sprechen können, ist dies bei den Gebeten und Mantras der meisten Religionen durchaus angebracht. Gebete sind Worte, die in eine bestimmte Form gebracht werden, eine höhere Macht anrufen und diese Macht gewogen stimmen sollen.

Auch Autosuggestionen sind sozusagen Beschwörungen oder Gebete, die sich zwar an keine überirdische Macht, statt dessen jedoch an die gewaltige Kraft unseres Unterbewußtseins richten und diese Kraft aktivieren.

Wenn wir magische Worte einsetzen, aktivieren wir ebenso – ob wir nun an übernatürliche Mächte glauben oder nicht – die Kräfte unseres Unterbewußtseins. Es spricht nichts dagegen, wenn Sie einen „freundlichen Geist" beschwören, um Ihre Liebeskraft zu verstärken oder sexuelle Probleme zu beheben.

Die Macht der Worte wird in der Regel noch durch eine bestimmte Handlung gefestigt, welche die Konzentration verstärkt und den Wunsch des Gebets, des Mantras oder der Beschwörung fester im Unterbewußtsein verankert. Eine solche Handlung bezeichnet man als Ritual.

Rituale für die Liebeskraft

Magisch ist die Nacht, der Mond ihr Herz,
die Wolken ihr Körper, die Luft ihre Haut,
die Sterne ihre Liebe.
Hans Kruppa

Rituale sind „eine Folge von traditionell bestimmten, nicht alltäglichen Handlungen, die expressiv betont werden und weitgehend standardisiert sind." Rituale finden sich fast überall, vor allem aber dann, wenn irgendwelche Wünsche erfüllt werden sollen: spirituelle Bedürfnisse drücken sich in den Ritualen der Kirche aus, das Bedürfnis nach Gesundheit in den oft rituellen Abläufen bei einem Arztbesuch.

Der Begründer der Psychoanalyse, Sigmund Freud kannte die Kraft der Rituale und führte das Ritual der Couch ein, auf der der Patient liegen mußte.

Die festgelegte Handlungsabfolge eines Rituals hat mehrere Vorzüge: Sie schafft eine besondere Stimmung, eine Art Trance, in der das Unterbewußtsein aufnahmefähiger und entspannter ist und sie richtet die Konzentration auf das Wesentliche.

Sie sollten sich also Ihr eigenes Liebesritual schaffen. Die meisten Paare haben ohnehin eine Art Liebesritual, allerdings ohne sich darüber überhaupt im Klaren zu sein. Und nicht zu vergessen: es kann auch das falsche Ritual sein, beispielsweise, wenn ein Paar erst nach einem heftigen Streit sich wieder im Bett versöhnt – auch dieses Vorher-Streiten kann zum Ritual werden, das dann im Laufe der Zeit der Liebe wohl eher abträglich sein wird!

Aber zurück zum Thema dieses Kapitels: Vielleicht wollen Sie ja einmal ein richtiges Hexen-Ritual zur Verstärkung Ihrer Liebeskraft oder der Ihres Partners durchführen? Wir wollen Ihnen hier zwei kleine Rituale vorstellen.

Natürlich sollten Sie das Ganze spielerisch angehen; während Sie die Zeremonie ausführen sollten Sie allerdings schon mit Achtsamkeit dabei sein!

Rituale, die die wohlgesonnenen, liebevollen Kräfte der als weiblich angesehenen Gottheiten der Erde und des Mondes wachrufen sollen – oder die „Göttinnen" Ihres Unterbewußtseins...

Mondritual für Frauen

Das folgende Ritual hat uns Serani, eine moderne („weiße") Hexe mitgeteilt. Es soll die sexuelle Anziehungskraft und Empfindungsfähigkeit erhöhen.

Die richtige Zeit, um dieses Ritual durchzuführen, ist die Nacht des Vollmondes; am besten auf einer Waldlichtung.

Der Ablauf des Rituals selbst ist recht einfach: Sie nehmen drei Ihrer Haare und verschlingen sie zu einem Knoten. Dann legen sie diese auf den Boden, gießen etwas Quellwasser darüber und konzentrieren sich auf Ihr Ziel. Dann schreiten Sie um die markierte Stelle und sprechen dabei:

> luna mater, mater aurae
> gaia mater, mater silvae
> aquae mater, mater vitae
> attinge core
> affere amore

Diese lateinische Anrufung klingt auch in der deutschen Übersetzung leidlich:

> Mutter Mond, Mutter der Lüfte
> Mutter Erde, Mutter der Wälder
> Mutter Wasser, Mutter des Lebens
> berühre mein Herz
> bring mir die Liebe

Sie führen diese Umkreisungen fort, bis in Ihnen das Gefühl aufsteigt, daß Ihr Wunsch erhört wurde. Der Zauber soll anhalten, bis die Haare zerfallen sind (also mehrere Wochen).

Magisches Ritual für die Manneskraft

Natürlich wollen wir auch den Männern ein magisches Ritual anbieten. Die beste Zeit für dieses – angeblich aus Afrika stammende – Ritual ist die Neumondnacht. Es soll die Potenz und die Zeugungsfähigkeit (also Vorsicht!) erhöhen.

Sie sitzen dabei mit geschlossenen Augen auf dem Boden und intonieren folgende Anrufung:

> opta gaa numi
> numi na gaa
> tori to tiwa
> tami to taa
> opta gaa tiwa
> tiwa to taa

(Die Bedeutung dieser Worte konnten wir leider nicht herausfinden.)

Am Anfang jeder Zeile soll in die Hände geklatscht werden, am Ende jeder Zeile werden die Fäuste auf die Brust geschlagen. Das Ritual soll so lange fortgesetzt werden, bis der Mann spürt, daß die sexuelle Energie in ihm aufsteigt. Die Wirkung soll bis zum folgenden Vollmond anhalten.

Was auch immer man von solchen Ritualen halten und wie auch immer man die Wirkungen erklären will – anscheinend funktionieren diese „magischen Aphrodisiaka" zumindest bei einigen Menschen überaus gut. Deshalb sollten wir, auch, oder gerade wenn wir Skeptiker sind, doch unsere Neugier bewahren – warum nicht einmal ein kleines Experiment wagen? Wer weiß...

Nahrungsmittel als Aphrodisiaka

Inzwischen haben Sie bereits einiges über traditionelle und biologische Aphrodisiaka, rezeptpflichtige Mittel wie Viagra & Co, über alternative „Liebesverstärker", psychologische Aphrodisiaka, Liebesmassagen und sogar ein wenig über „Hexerei" erfahren.

In diesem Kapitel wollen wir Ihnen zum guten Schluß noch einige ganz einfache – teilweise vielleicht recht unscheinbare, jedoch zugleich sehr effektive – „Lebens- und Liebesmittel" vorstellen, die ein Liebesabenteuer oder eine Liebesnacht aufregender gestalten können. Aphrodisierende Nahrungsmittel haben eine lange Tradition in allen Kulturen und sind eine sehr schöne, beliebte und auch ganz natürliche Möglichkeit, mehr Genuß bei der körperlichen Liebe zu erleben.

Wir stellen Ihnen eine wohlsortierte Auswahl von aphrodisierenden Lebensmitteln vor, die Sie entweder in einem aufregenden Liebesdinner zu zweit anwenden können, oder auch als kleines Stimulans für sich alleine.

Liebe geht durch den Magen

Wer kennt nicht den Spruch: „Liebe geht durch den Magen"? Leider hat er sich ein bißchen in der Bedeutung gewandelt und wird oft mit dem braven Hausmütterchen vor dem Herd assoziiert, das ihren Göttergatten hingebungsvoll bekocht. Ursprünglich enthält dieser Satz jedoch eine tiefe Wahrheit, da viele Menschen – vor allem jedoch Frauen – eine enge Beziehung zwischen gutem Essen und körperlicher Befriedigung sehen und auch fühlen.

Und dies ist kein Zufall. So hat man zum Beispiel herausgefunden, daß Zucker die Ausschüttung eines Botenstoffs im Gehirn, Serotonin genannt, ankurbelt. Serotonin ist ein Stoff, der im menschlichen Chemie-Stimmungsstoffwechsel für Gelassenheit und Ausgeglichenheit verantwortlich ist. Fette wiederum setzen Endorphine frei, die für Energie sorgen und ein Hochgefühl verleihen.

Sie werden uns sicher zustimmen, wenn wir annehmen, daß Ausgeglichenheit und Zufriedenheit unabdingbar für eine aufregende Nacht sind. Etwas Süßes und ein bißchen Fett sollte also niemals bei einem Liebesmenue fehlen.

Liebe geht aber nicht nur im übertragenden Sinne und auch nicht nur auf der Hormonebene durch den Magen, sondern auch „leibhaftig". Das Essen wird im Magen verdaut und gelangt durch den Darm in unsere Körperzellen. Dort

werden die lebenswichtigen Inhaltsstoffe für den Stoffwechsel in Lebensenergie umgewandelt. Aphrodisierende Lebensmittel wirken also sowohl auf
der energetischen als auch auf der Körperstimmungsebene, abgesehen von ihrem geschmacklichen Genuß. Um locker und entspannt Erotik und Sex genießen zu können, sollte der Körper daher so gesund wie möglich sein. Grundlage
dafür ist eine ausgewogene Ernährung, die ausreichend Vitamine, Mineralstoffe und Vitalstoffe enthält. Wenn Sie aphrodisierende Lebensmittel einsetzten, machen Sie sich diese unterschiedlichen Wirkzusammenhänge zunutze.

Neben dem Erfahrungsschatz der traditionellen Naturheil- und Volksmedizin,
gibt es auch von der Schulmedizin anerkannte Wechselwirkungen auf Liebeslust und Stoffwechsel. So beeinflußt der Blutzuckerspiegel zum Beispiel die
Ausschüttung der Streß- und Antistreßhormone. Sinkt der Blutzucker stark,
reagiert der Körper mit der Ausschüttung von Adrenalin, das ursprünglich die
Angst- und Fluchtreaktionen des Menschen steuert und dem Urmenschen –
und auch uns – das Überleben ermöglichte. Und die mit einem zu niederen
Blutzuckerspiegel auftretenden Angstgefühle sind der lustvollen Begegnung
zwischen Mann und Frau natürlich alles andere als förderlich.

Eine ganz spezielle Wirkungsweise haben Nahrungsmittel, deren Inhaltsstoffe
Einfluß auf die Fruchtbarkeit und Zeugungsfähigkeit des Menschen haben.
Die euphorisierende Wirkung, die die Fruchtbarkeit auf das Liebeserleben hat,
sollte man auf keinen Fall vergessen. Sie ist nicht nur im „Kopf" vorhanden –
die Vorstellung zusammen ein Kind zeugen zu können, kann sehr anregend
sein – , sondern der komplexe Stoffwechsel erzeugt auf rein körperlicher Ebene starke Lustgefühle, wenn die Möglichkeit einer Zeugung gegeben ist. Man
denke dabei nur daran, daß viele Frauen während ihres Eisprunges mehr Lust
auf Sex haben, als am Anfang oder Ende ihres Fruchtbarkeitszyklus.

Sie sehen, unser Körper wird durch Nahrung nicht nur einfach am Leben erhalten, sondern auch in seinen Reaktionen auf die Umwelt und andere, in diesem Falle positive, Reize stark beeinflußt. Diese Kraft können Sie sich zunutze machen, indem Sie aphrodisierende Nahrungsmittel bewußt einsetzten und
Ihre erotischen und sexuellen Empfindungen intensivieren.

Austern, Pinienkerne, Sellerie & Co: aphrodisierende Nahrungsmittel

Es gibt in jeder Kultur unterschiedliche Nahrungsmittel, die als Aphrodisiaka
verwendet werden. In den asiatischen und arabischen Ländern zum Beispiel

werden hauptsächlich Gewürze verwendet; einige davon haben Sie ja schon in einem früheren Kapitel kennengelernt. In der folgenden Auswahl haben wir uns darauf konzentriert Nahrungsmittel auszuwählen, die Sie in unseren Breiten ohne weiteres bekommen und zubereiten können. Fleisch und Fisch sind in dieser Auswahl nicht vertreten, da wir auf ihren Konsum noch gesondert eingehen werden.

Die folgende Auflistung ist alphabetisch geordnet und beinhaltet Kurzinformationen, die es Ihnen ermöglicht Ihr ganz spezielles, persönliches Lieblingsaphrodisiakum auszuwählen. Lassen Sie sich von Ihrer Intuition leiten, von den kleinen geschichtlichen Fakten inspirieren oder folgen Sie einfach Ihrem Geschmackssinn und Ihrer Lust.

Austern

Schon die Römer schätzten Austern als sehr wirkungsvolles Liebesmittel, da Aphrodite, die griechische Göttin der Liebe, ihren Sohn Eros auf einem Austernfelsen geboren haben soll. Im Laufe der letzten Jahrhunderte wurden sie zu einem der beliebtesten und bekanntesten Aphrodisiakum in der europäischen Welt. In Holland galten sie im 17. Jahrhundert als das ultimative Mittel überhaupt und der berühmt-berüchtigte Casanova soll täglich bis zu 50 Stück verspeist haben. Dies allerdings immer zusammen mit seiner aktuellen Gespielin. Bis heute ist die Auster in Europa das populärste und beliebteste Liebesmittel geblieben.

Inhaltsstoffe

Austern enthalten sehr wenig Fett aber sehr viele Mineralstoffe, wie Phosphor, Jod und Zink. Zink erhöht die Produktion von Spermen, Testosteron und Vaginalsekreten.

Liebeskraft

Austern sind sowohl für Männer als auch für Frauen als Aphrodisiakum geeignet. Sie entfalten ihre Kräfte auf der rein triebhaften, körpermechanischen Ebene und sind deshalb entweder für Paare geeignet, die sich noch nicht sehr lange kennen, aber ein außergewöhnliches Liebesabenteuer erleben wollen, oder für Paare die sich schon sehr lange kennen und ein wenig der Liebesmüdigkeit, die sich eventuell eingeschlichen hat, entgegen wirken möchten. Austern sind nicht geeignet für Menschen, die sich gerade in einer sehr instabilen Beziehung befinden und sich daher sehr nach emotionaler Nähe sehnen.

Anwendung und Kurzrezept

Klassischerweise ißt man Austern *au naturel*, also pur auf Eis gekühlt und mit Zitronensaft beträufelt. Man kann allerdings auch verschiedenen Soßen dazu reichen. Am besten wählt man eine, die ebenfalls aphrodisierend wirkt, um die triebhafte Austernkraft zu verstärken oder mit emotionaler Kraft anzureichern.

Bohnen

Bohnen galten schon im Altertum als Aphrodisiakum und wurden mit Bohnenfesten und Liedern geehrt. Bis heute hat sich in einigen europäischen Ländern der Brauch erhalten, in den Hochzeitskuchen Bohnen einzubacken – und derjenige, der die Bohnen findet wird als nächster oder nächste heiraten. Im Mittelalter gab es Volkslieder, die die aphrodisierende Wirkung der Bohne auf oft sehr ironische und derbe Art und Weise beschwören.

Inhaltsstoffe

Die Bohnenschalen enthalten hauptsächlich verschiedene Aminosäuren und das natürliche Antibiotikum Lektin.

Liebeskraft

Bohnen eignen sich vor allem für Männer als Liebesmittel. Sie haben eine erdige, eher triebhafte, scharfe Wirkung. Ein Mann, der sich oft zu müde oder erschöpft fühlt, kann von dieser Kraft oft profitieren.

Anwendung und Kurzrezept

Sie können alle Bohnensorten verwenden und damit kleine Gerichte herstellen. Am besten haben sich ein Bohnensalat mit Knoblauch oder ein scharfes Bohnengericht, wie *Chilli con carne* bewährt.

Brennessel

Bei uns gilt die Brennessel heute als Unkraut. Sie gehörte allerdings sehr lange zu den gängigen Heil- und Gemüsepflanzen, die schon die Griechen und Römer und später die mittelalterliche und nun auch die neuzeitliche Naturheilmedizin angewendet haben und anwenden. In Südeuropa wird sie sogar äußerlich als potenzsteigerndes Mittel angewandt: Mit dem Öl der Brennesselsamen werden die Geschlechtsteile eingerieben.

Inhaltsstoffe

Brennesseln enthalten Vitamin A und C, die beide eine förderliche Wirkung auf die Lust haben. Vitamin A arbeitet Hand in Hand mit dem Vitamin E, das

Einfluß auf die Fruchtbarkeit hat. Vitamin C verhindert Infektionen und unterstützt unser Immunsystem. Brennesseln enthalten auch verschieden Formen des Mineralstoffes Kalium. Es ist mitverantwortlich für den Muskeltonus und die Arbeit der Drüsen und verhindert dadurch ständige Müdigkeit.

Liebeskraft

Brennessel können Männer und Frauen als Aphrodisiakum anwenden, allerdings mit unterschiedlichen Auswirkungen und Zielen. Die Brennessel-Liebeskraft ist eine feste, bindende und emotionale. Sie kann Frauen helfen, die Ängste wegen ihres Alters haben, die langsam vergehende Fruchtbarkeit fürchten oder sich selbst nicht als schön und weiblich empfinden. Männer reagieren erfahrungsgemäß weniger auf die Brennesselkraft, da sie der bindenden und festen Wirkung meist weniger aufgeschlossen gegenüber stehen. Bei Impotenz ist es allerdings einen Versuch wert, die festigende Kraft der Brennessel auszuprobieren.

Anwendung und Kurzrezept

Brennesseln eignen sich sehr gut als Salatbeigabe, da sie einen würzigen Geschmack haben. Zarte, junge Blätter kann man aber auch wie Spinat oder Wirsing zubereiten und mit Sahne verfeinern.

Fenchel

Fenchel war in vielen alten Kulturen ein sehr bekanntes und beliebtes Liebesmittel. Schon die Ägypter haben dieses Gewürz, Heilkraut und Gemüse kultiviert. Im Alten Griechenland galt es als sehr wirksames Potenzmittel. Im Mittelalter wurde es zur Verjüngung gegeben und in Indien wurde es zur Steigerung der sexuellen Lust angewendet. Im Mittelmeerraum wird er noch heute traditionell in einigen Gerichten verwendet, um das erotische Verlangen zu wecken oder „anzubandeln".

Inhaltsstoffe

Hauptbestandteil der Fenchelsamen ist Aniskampfer, außerdem enthalten sie genauso wie die Blätter verschiedene Terpene. Die wichtigsten sind Fenchone, Pinene und Limonene.

Liebeskraft

Fenchel eignet sich für Paare, die sich noch in einer Kennenlern-Phase befinden. Oft besteht dann noch große Unsicherheit, die das gegenseitige Verlangen einschränken kann. Fenchelblätter wirken sehr stark auf der emotionalen Ebene.

Fenchelsamen hingegen sind ein starkes Stimulans für Männer, die aufgrund ihres Alters eine eingeschränkte Libido haben. Die Fenchelsamen können hier sowohl im emotionalen als auch im triebhaften Bereich wirksam werden. Die sexuelle Lust wird angeregt und kleineren Potenzstörungen kann möglicherweise abgeholfen werden.

Anwendung und Kurzrezept

Fenchelsamen sollte man ohne weitere Zutaten zu sich nehmen. Die Blätter kann man kochen und mit einer sahnigen Soße verfeinern oder mit exotischen Gewürzen abschmecken.

Granatapfel

Seit altersher gilt der blühende Granatapfelbaum als Symbol für die flammende Liebe. Im Mittelalter wurde er auch zum Symbol für die Herrscherwürde der Könige. Als Symbol für die reine, göttliche Liebe wird der Granatapfel selbst mit der Jungfrau Maria in Verbindung gebracht.

Inhaltsstoffe

Der Granatapfel enthält neben Vitaminen und Mineralstoffen sehr viele unterschiedlichen Gerbstoffe, deren chemische Wirkung bis jetzt wenig erforscht ist.

Liebeskraft

Der Granatapfel wirkt ausschließlich auf der spirituellen und emotionalen Ebene der Liebe. Er hat eine verfeinernde und reinigende Wirkung und hebt die Liebenden aus der rein triebhaften Liebe empor. Er eignet sich für Paare, die einen Liebesbund schließen genauso, wie für frisch Verliebte, die den Wunsch haben, sich über die körperliche Liebe hinaus kennen zu lernen. Er sollte bei einem spirituell einweihenden Akt (Initiation) auf keinen Fall fehlen. Auf der emotionalen Ebene eröffnet er Humor und spielerische Annäherung. Hier eignet er sich besonders für junge Menschen, die das große Geheimnis der körperlichen Liebe bekanntermaßen am lustvollsten über das erotische Spiel kennenlernen können.

Anwendung und Kurzrezept

Der Granatapfel eignet sich hervorragend für kleine erotische Spiele zwischen Liebenden, da seine kleinen Früchte ein anregendes, etwas zweideutiges Äußeres besitzen und sehr gut schmecken. Den Saft kann man für ein exotisches

Sorbett verwenden. Leider bekommt man gute Granatäpfel meist nur zu bestimmten Jahreszeiten unreife Früchte sollte man vermeiden.

Ingwer

Im gesamten asiatischen Raum, von China bis in die Türkei, gilt Ingwer seit jeher als sehr angenehmes und starkes Aphrodisiakum. Schon Plinius und Avicenna beschreiben seine Wirkung in ihren Schriften. In einem alten arabischen Buch „Der parfümierte Garten" – dem orientalischen Standardwerk über Liebe, Sex und Lust – werden verschiedene äußere und innere Anwendungen ausführlich beschrieben. In Indien wiederum gibt es noch heute ein sehr populäres Rezept gegen Impotenz: Ingwersaft, Honig und weichgekochte Eier sollen einen Monat lang immer abends zu sich genommen werden, um die Potenz lange zu erhalten.

Inhaltsstoffe

Den Ingwer, den wir als Gewürz kennen und benutzen, besteht aus dem getrockneten Wurzelstock der Pflanze. In Asien gibt es unzählige weitere Sorten dieser Pflanzenfamilie, die genauso gerne und häufig zum Kochen verwendet werden, aber in Europa bisher meist unbekannt sind. Die wichtigsten chemischen Inhaltsstoffe sind die sogenannten Gingerole, deren chemischen Wirkzusammenhänge erst seit kurzem untersucht werden.

Liebeskraft

Ingwer ist geschmacklich eine Mischung aus scharf und fruchtig – und genau diese Eigenschaften zeichnen auch seine Liebeskraft aus. Einerseits fördert er das emotionale Verlangen nach einem bestimmten Menschen, andererseits regt er auch die sexuelle Lust an.

In Asien wird der Ingwer auch oft äußerlich direkt auf die Geschlechtsteile aufgetragen, um die sensibilisierende Wirkung ohne Umwege genießen zu können. Wir raten davon jedoch ab, da dies zu starken Schleimhautreizungen führen kann. Ingwer fördert vor allem bei Männern die Fähigkeit, empfindsam und zärtlich zu sein. Frauen wiederum empfinden nach dem Genuß von ingwerhaltigen Speisen oft sehr starkes erotisches Verlangen und pure sexuelle Lust.

Anwendung und Kurzrezept

Ingwer wird in vielen asiatischen Speisen verwendet. Alle grünen Curries beispielsweise basieren auf Ingwer, Knoblauch und frischem Koriander. Man kann ihn aber auch relativ pur zu sich nehmen, wie in Japan, dort wird er in feinen Scheiben zu Sushi gereicht. Die Erfahrung hat allerdings gezeigt, daß sich die aphrodisierende Wirkung in Verbindung mit Zucker, wie er in der europäischen Weihnachtsbäckerei verwendet wird, stark verringert. Auch in pulverisierter Form entfaltet er nicht seine volle aphrodisierende Wirkung.

Kakao

Der Kakao stammt aus den Regenwäldern Lateinamerikas. Die Inkas nannten ihn „Götterspeise" und verwendeten ihn als Opfergabe bei ihren heiligen Ritualen. In Mexiko dienten Kakaobohnen sogar lange als Zahlungsmittel, mit denen man nur die Prostituierten entlohnte. Noch heute gilt Kakao allen indianischen Völkern als sehr kraftvolles und angenehmes Aphrodisiakum.

Inhaltsstoffe

Kakaobohnen enthalten Koffein, Theobromin und Phenylethylamin. Diese Stoffe entfalten ihre Wirkung vor allem innerhalb des menschlichen Hormonsystems und in den Abläufen des Gehirnstoffwechsels. Phenylethylamin ruft im menschlichen Gehirn Verliebtheitsgefühle hervor.

Liebeskraft

Kakao eignet sich für Männer und Frauen gleichermaßen. Er wirkt aufputschend, harmonisierend und gleichzeitig angenehm berauschend. Es ist ein rein emotionales Aphrodisiakum und stimuliert, ohne die Persönlichkeit zu überdecken. Paare berichten oft von neuer Verliebtheit, die sich sowohl auf das beschwingte und glückliche Gefühl, als auch die gegenseitige körperliche Anziehung erstreckt. Ohne ausreichende gegenseitige Sympathie hilft aber auch der beste Kakao wenig!

Anwendung und Kurzrezept

Kakao sollte nur als reines Pulver verarbeitet werden. Er eignet sich sowohl für Süßspeisen auf Milchbasis, wie Puddings oder Cremes, als auch als besonderes Gewürz in exotischen Speisen. Ganz besonders lecker ist eine selbstgemachte heiße Schokolade mit Sahne, Milch und ein wenig Wasser. Diese heiße Schokolade sollte eine eher cremeartige Konsistenz haben und gut gesüßt werden und hat demnach mit dem üblichen Kakao-Fertiggetränk für Kinder wenig gemein.

Karotten und Rüben

Karotten und Rüben sind vor allem europäische Aphrodisiaka und haben hier eine lange Tradition. Schon im frühen Mittelalter wurden ihre aphrodisierenden Eigenschaften beschrieben, und Karl der Große empfahl sie seinem Volk auch als sehr wertvolles Nahrungsmittel. Heute gehören Karotten und die unterschiedlichen Rübensorten in jede Gemüsesuppe oder werden traditionell zu verschiedenen Gerichten als Beilage gereicht. Ihren Ruf als Aphrodisiaka haben sie zu Unrecht verloren.

Inhaltsstoffe

Karotten enthalten bekanntermaßen sehr viel Vitamin A, das in Verbindung mit dem Fruchtbarkeitsvitamin E positive Auswirkungen auf die Geschlechtshormone hat. Ihre durchweg gesunden Inhaltsstoffe sollten in keiner ausgewogenen Ernährung fehlen.

Liebeskraft

Die Wirkung ist nicht besonders stark ausgeprägt und zeigt sich im triebhaftkörperlichen Bereich. Erfahrungsgemäß wirkt sie mehr auf Männer, die sich nicht ausreichend gesund ernähren und deswegen unter Müdigkeit und Erschöpfung leiden. Unter diesen Umständen ist ihr Genuß eine sehr erfrischende und anregendes Stimulation des männlichen Geschlechtstriebes.

Anwendung und Kurzrezept

Besonders schmackhaft sind Karotten in der Saftform, da sich dabei ihr zartes Aroma am besten entfalten kann. Aber auch blanchiert und mit etwas Olivenöl überträufelt sind sie sehr schmackhaft. Rüben stellen eine sehr gute Beilage zu Fleischgerichten dar.

Knoblauch

Der Mensch kennt Knoblauch schon seit sehr langer Zeit, sowohl als Aphrodisiakum, als auch als medizinische Anwendung. Knoblauch wird sogar schon im Alten Testament lobend erwähnt. Im Mittelalter wurde er als Wundermittel gegen die Ansteckung mit der Pest, aber auch gegen allerlei Verhexungen und Dämonen eingesetzt. Heutzutage gilt er als ein sehr sanftes, aber wirksames Mittel, um die Durchblutung zu fördern.

Schon im alten Ägypten, Griechenland, China und Japan war die aphrodisierende Wirkung des Knoblauchs wohl bekannt. Dieser Ruf hat sich bis heute gehalten und wird auch von einigen Wissenschaftlern immer wieder untersucht. Schwedische Wissenschaftler haben kürzlich festgestellt, daß Knoblauch einige Inhaltsstoffe enthält, die eng mit den menschlichen Sexualhormonen zusammenarbeiten.

Inhaltsstoffe

Der augen- beziehungsweise nasenfälligste, aufdringlich riechende Inhaltsstoff des Knoblauchs ist das Allicin und die Aminosäure Aliin. Diese Stoffe wirken gegen Bakterien und Pilze, auch schon in mikroskopisch geringen Mengen. Der unangenehme Geruch, der entsteht, nachdem man Knoblauch gegessen hat, wird durch Allylsulfade, ein metallisches Nebenprodukt des Allicin, verursacht.

Liebeskraft

Die Knoblauch-Liebeskraft zeigt sich besonders bei Männern und Frauen, die sich in fortgeschrittenem Alter oder im Klimakterium befinden. Knoblauch wirkt auf der triebhaft-mechanischen und gleichzeitig auf der emotionalen Ebene, indem er den Körper erwärmt und durchblutet. Er vermittelt ein emotionales Grundgefühl von Zufriedenheit. Andererseits aktiviert er die körpereigenenen Sexualhormone auf sehr angenehme Art und Weise. Bei jüngeren Paare kann sich die Knoblauch-Liebeskraft auch manchmal negativ zeigen, da die Partner zu stark von Innen erwärmt werden und dann die Wärme des Anderen nicht mehr brauchen.

Anwendung und Kurzrezept

Knoblauch eignet sich als Aprodisiakum natürlich besonders als Würzmittel im Zusammenhang mit tierischen aphrodisierenden Lebensmitteln. Sehr zu empfehlen ist Lammfleisch, das mit Knoblauch gespickt ist oder große Gambas auf portugiesische Art fritiert in einer Olivenöl-Knoblauchsoße. Bei diesen Gerichten sollte man mit Knoblauch auf keinen Fall geizig umgehen.

Pinienkerne

In unseren Breiten sind Pinienkerne wenig bekannt, ihre aphrodisierende Wirkung noch weniger. Im Mittelmeerraum und in Asien hingegen sind sie schon seit Hunderten von Jahren eine Delikatesse und als sehr genußversprechendes und wohlschmeckendes Aphrodisiakum bekannt.

Schon der römische Dichter Ovid erwähnte die Pinienkerne in seinem großen Werk über die Kunst der Liebe, der *Ars amatoria*. Aber auch die Araber und die Inder schätzten und schätzen diese Delikatesse sehr und eröffnen uns mit ihren wunderbaren Rezepten ungeahnte Möglichkeiten.

Inhaltsstoffe

Leider wurden die Pinienkerne bisher kaum erforscht und die Inhaltsstoffe sind bisher unbekannt, deshalb steht an dieser Stelle diesmal ein kleines Lexikon der verschiedenen Pinienkernarten, um Ihnen den Kauf zu erleichtern. Die bekannteste Art sind die Samen der italienischen Steinpinien, Pineus pinea. Die Italiener verwenden sie traditionell in ihrer inzwischen auch bei uns sehr bekannten Pestosoße. Auch in den Schweizer Bergen gibt es Pinienbäume. Diese Arten sind allerdings nur die kleinen Schwestern der größten und auch wirkungsvollsten Art, die im Nordwesten des Himalajas, in Afghanistan, beheimatet ist, der Pinus gerardiana oder Chilgoza Pinie. Die Samen dieser Pinienart sind sehr groß und geschmackvoll; bedauerlicherweise sind bisher alle Versuche fehlgeschlagen, sie in andern Regionen der Erde zu kultivieren. Dementsprechend teuer und selten sind diese Pinienkerne. Man sollte allerdings unbedingt versuchen, wenigstens einmal die echten zu genießen.

Liebeskraft

Die aphrodisierende Wirkung der Pinienkerne ist beinahe allumfassend. Sie stimulieren die sexuelle Lust genauso, wie sie Gefühle verstärken können. Auch Paare, mit einer ausgeprägten spirituellen Verbindung haben sehr positive und intensivierende Erfahrungen mit der Liebeskraft der Pinienkerne gemacht. Sie eigenen sich für beide Geschlechter, jede Altersgruppe und jede Phase einer körperlichen oder anderen Art von Beziehung. Mit Pinienkernen kann man einen romantischen Abend zu zweit erleben, aber auch erotische Orgien und Gelage.

Anwendung und Kurzrezept

Pinienkerne eignen sich hervorragend als kleiner Snack zwischendurch. Es gibt allerdings auch viele aphrodisierende Rezepte, von denen wir Ihnen eines noch vorstellen werden. Pinienkerne können in zerkleinerter Form genauso wie Mandeln oder andere Nüsse zum Kochen verwendet werden.

Quitte

Die Quittenfrucht wird schon seit langem im mediterranen Raum angepflanzt und kultiviert. Die Griechen nahmen an, daß sie die goldenen Äpfel der Hesperiden seien. Sowohl die Griechen als auch die Römer ordneten die Quitte Liebesgöttinen zu: Die Griechen der Aphrodite und die Römer der Venus. Heutzutage gilt sie im südlichen Europa immer noch als Symbol für Schönheit, Liebe, Fruchtbarkeit und glückliche Hochzeiten.

Inhaltsstoffe

Die Quitte ist neben Vitaminen und Mineralstoffen sehr reich an Pektin.

Liebeskraft

Die Quittenkraft entfaltet sich auf der emotionalen Gefühlsebene und ist besonders für Frauen geeignet. Aber auch Paare, die verliebt sind werden ihre versüßende und erfrischende Wirkung sicher zu schätzen wissen.

Anwendung und Kurzrezept

Selbst Quittengelee kann anregend wirken. Das intensivste Ergebnis wird aber meist erzielt, wenn beide Partner je eine frische Quitte gemeinsam genießen.

Sellerie

Sellerie hat eine lange Tradition als Aphrodisiakum. Im alten Griechenland galt er als Glückspflanze und wurde in den Häusern aufgehängt. Im Orient schwor man Stein und Bein auf seine anregende Wirkung und selbst im Mittelalter wurde er, nicht nur im deutschsprachigen Raum, gerne verwendet. Noch im 19. Jahrhundert beschrieb ein schwedischer Kochbuchautor den Sellerie als sexuell äußerst anregendes Gemüse und stellte fest, daß er nicht für jeden Menschen geeignet wäre.

Liebeskraft

Die Liebeskraft des Selleries wirkt rein auf der emotional-triebhaften Ebene. Sie hat einen würzenden und erfrischenden Charakter und eignet sich sehr gut für beide Geschlechter.

Anwendung und Kurzrezept

Am besten eigen sich die Selleriesamen als Aphrodisiakum. Geben Sie die Selleriesamen zum Beispiel in ein selbstgebackenes Brot oder in eine Öl-Essig-Vinaigrette, um Salat zu würzen. Aber auch in Verbindung mit Austern und anderen Meeresfrüchten entfalten die Selleriesamen in volles Würzaroma und ihre Liebeskraft.

Spargel

Wohl schon allein durch seine Form wird der Spargel seit altersher als Aphrodisiakum angesehen. Die Griechen kultivierten ihn und die Araber verfeinerten ihre Küche damit.

Inhaltsstoffe

Neben Vitaminen und Mineralstoffen enthält der Spargel Inhaltsstoffe, die harntreibend sind.

Liebeskraft

Spargel ist nur für Männer als Aphrodisiakum geeignet, bei Frauen hat er eher einen gegenteiligen Effekt auf ihre erotischen Empfindungen. Seine Liebeskraft ist auf der triebhaft-mechanischen Ebene angesiedelt. Spargel ist oft sehr wirksam bei Männern mit einer leichten Potenzstörung.

Anwendung und Kurzrezept

Spargel wird traditionell in heißem Wasser blanchiert und mit einer fetthaltigen Soße oder zerlassenen Butter und Kartoffeln gereicht.

Trüffel

Bei den Alten Römern galt Trüffel als ganz besonders kraftvolles Aphrodisiakúm. Einige Dichter und Denker haben sich damit befaßt und unzählige aphrodisierende Eigenschaften und Zubereitungsarten beschrieben und gesammelt. Plinius behauptete, Trüffel seien das, was der Donner auf der Erde nach einem Gewitter zurückläßt. Mit dem Zerfall des römischen Reiches geriet die magisch-aphrodisierende Wirkung allerdings vorerst in Vergessenheit. Im ausgehenden 19. Jahrhundert wurde seine erotische Wirkung wieder entdeckt, was wiederum zu einem regelrechten „Trüffelboom" in der französischen High-Society führte.

Liebeskraft

Unsere Erfahrung hat gezeigt, daß der Trüffel eine rein psychologische Wirkung hat, da er traditionell in Europa als Aphrodisiakum bekannt ist. Diese Wirkung beobachtet man meist bei Männern, aber auch junge Frauen sprechen darauf an. Er wirkt sowohl auf den Körper als auch auf das Selbstbewußtsein stärkend.

Anwendung und Kurzrezept

Richtig gute Trüffel sind selten und teuer. Daher wird er meist so sparsam wie ein Gewürz verwendet. Besonders schmackhaft sind Spaghetti mit einer Walnußsoße und geriebenem Trüffel.

Weizenkeime

Weizen könnte man auch als europäisches Getreide bezeichnen, da er in Europa „erfunden" beziehungsweise gezüchtet worden ist. Er ist eine vergleichsweise junge Kulturpflanze. Seine heilenden Wirkungen wurden demnach auch erst in jüngster Zeit entdeckt.

Inhaltsstoffe

Der für uns interessanteste Inhaltsstoff des Weizens und der Weizenkeime ist die hohe Konzentration des Vitamin E. Seine Wirkungsweise wird inzwischen sehr intensiv erforscht; bisher hat sich unter anderem gezeigt, daß dieses Vitamin über die Hirnanhangdrüse den Hormonhaushalt von Männern und Frauen sehr vorteilhaft beeinflußt.

Liebeskraft

Weizenkeime sollten auf keinen Fall fehlen, wenn körperliche Störungen, wie Impotenz, eingeschränkte Libido oder auch Unfruchtbarkeit vorliegen. Die Weizenliebeskraft ist sehr körperlich-medizinisch, hat allerdings auch den emotionalen Aspekt, daß eine Anregung der Fruchtbarkeit sexuelle Lust sehr intensiv steigern kann. Weizenkeime sind in besonderem Maße für Männer geeignet.

Anwendung und Kurzrezept

Am besten verwendet man Weizenkeimöl regelmäßig für Salate und ähnliches mehr. Als besondere Anregung sind frische Weizenkeime als Salatbeigabe sehr zu empfehlen.

Zwiebel

Man könnte behaupten, daß die Zwiebel schon seit der Steinzeit als Aphrodisiakum vom Menschen genutzt und genossen wird. Auf jeden Fall war es den ägyptischen Priestern verboten, Zwiebeln zu sich zu nehmen – wegen ihrer möglichen Auswirkungen auf die Libido. In den uralten Schriften der Hindus über die Kunst der körperlichen und seelischen Liebe werden Zwiebeln genauso erwähnt, wie in den erotischen Büchlein und Geschichten des alten Griechenlands und auch Roms.

Insbesondere die arabische Liebeskultur verwendet in ihren wunderbar eigentümlichen und schmackhaften Liebesrezepten immer wieder Zwiebeln als ganz besondere Anregung der Lust.

Inhaltsstoffe

Zwiebeln enthalten genauso wie Knoblauch Aliin und Allicin, daher auch ihr intensiver Geruch beim Schneiden und Kochen.

Liebeskraft

Zwiebeln sind ein rein männliches Aphrodisiakum, sie wirken auf der triebhaft-mechanischen Ebene und sollen sogar zum Teil richtig gefährliche Folgen haben. Es wurde schon berichtet, daß Männer nach ständigem Genuß unter einer Dauererektion litten. Also versuchen Sie, ein wenig vorsichtig mit dem „Geschenk der Götter" umzugehen.

Anwendung und Kurzrezept

Die Zwiebel wird regelmäßig als Gewürzgemüse genutzt. Ihre Liebeskraft entfaltet sie allerdings am besten in Verbindung mit Honig.

Von der Fleischeslust

Neben seinem Nutzen als Nahrungsmittel gilt Fleisch in vielen Kulturen schon seit jeher auch als Symbol der triebhaften und tierischen Seite in uns Menschen. In der Philosophie des indischen Tantra wird Fleischgenuß in bestimmten Situationen empfohlen, auf der anderen Seite gibt es auch Erfahrungen, die zeigen, daß Fleischgenuß, vor allem bei Frauen, eine negative Wirkung auf die Libido haben kann.

Sie sollten Ihrer persönlichen „Fleischeslust" intuitiv nachspüren, um herauszubekommen, ob es Ihnen und Ihrem Partner bekommt, Fleisch vor dem Sex zu essen. In der Regel gilt allerdings, daß ein Liebesmahl größere Entspannung und Genuß hervorruft, wenn man mehrere kleine besondere Gerichte zu sich nimmt, statt einer Riesenportion Schweinebraten oder Steak.

Fleisch ist ein eher schwerverdauliches Nahrungsmittel, das nach dem Essen viele Körperenergien benötigt, um verdaut zum werden. Plant man also eine ausführliche und lange Liebesnacht, sollte man sich diese Energien lieber für wichtigere Dinge aufheben. Unsere Erfahrung hat gezeigt, daß zu viel Nahrung und besonders zu viel Fleisch eine sehr negative Wirkung auf erotische Empfindungen und die Lust auf Sex haben. Deshalb haben wir an dieser Stelle bewußt auf die Vorstellung von Fleischgerichten verzichtet. Natürlich können Sie die vorgeschlagenen Gerichte dahingehend erweitern oder ergänzen, Ihrer Freude am Genuß und der Lust auf eine bestimmte Speise sind keine Grenzen gesetzt. Lesen Sie sich aber vorher auf jeden Fall das folgende Kapitel gut durch, denn für die angenehme Wirkung von Fleischgenuß – der triebhaften Erregung – gilt die goldene Regel der richtigen Dosierung, um eine optimale Wirkung zu erreichen.

Schokolade, Kaffee und Wein –
mehr als nur Genußmittel?

Die Bezeichnung „Genußmittel" wird seit mehreren Jahren im allgemeinen immer negativer bewertet, besonders seit der „Gesundheitsbewegung" Mitte der 80er Jahre. Es gilt als gesundheitschädigend, Alkohol, Kaffee und Zucker zu sich zu nehmen. Der Körper wird nicht ausgewogen ernährt, Giftstoffe machen uns krank. Im Großen und Ganzen sind diese Erkenntnisse auch richtig; natürlich sollte jeder versuchen, sich ausgeglichen zu ernähren. Ebenso sollte man es vermeiden, sein Gehirn und seine Leber durch übermäßigen Alkoholkonsum zu schädigen oder durch Rauchen Lungen- oder Kehlkopfkrebs Tür und Tor zu öffnen.

Allerdings ist bei dieser Entwicklung zum Gesunden hin ein wichtiges Geheimnis verlorengegangen: Die Fähigkeit zu genießen! Genuß und der kontrollierte Einsatz von Genußmittel ermöglicht es dem Menschen, Sinnlichkeit zu erfahren und dadurch auf einer höheren Bewußtseinsebene zu erleben, wie man auch im Jetzt, im gegenwärtigen Moment leben kann. Dieses Erleben ist genau das, was viele Menschen heute vermissen: Sie fühlen sich leer, gehetzt, von ihrem Dasein frustriert. Die häufigste Ursache für diese „Verstimmungen" sind in unserem Lebensstil und unserer Gesellschaft zu suchen. Wer kann es sich denn heute schon noch leisten, sich einfach auf eine Wiese zu legen, dem Wind zu lauschen und den Moment zu genießen und dabei nicht an die Arbeit, das überzogene Konto oder etwas anderes Unangenehmes oder Drängendes zu denken.

Es zeigt sich, daß Menschen, die fähig sind, den gegenwärtigen Moment wahrzunehmen und genießen zu können, im Alltagsleben viel ausgeglichener und zufriedener sind. Die Arbeit geht leichter von der Hand, das überzogene Konto läßt sich bestimmt ausgleichen und persönliche Probleme lassen sich lösen.

Was ist das Geheimnis dieser Menschen? Zum einen sind sie fähig zu genießen, seien es Genußmittel oder andere schöne Kleinigkeiten des Lebens. Zum anderen ist ihnen bewußt, daß Genuß prinzipiell zeitlich begrenzt ist und sie haben die Fähigkeit, innerhalb dieser Begrenzung die Intensität des Genießens oder der Lust zu steigern. Genau hier ist das Geheimnis zu finden: die Dauer des Genießens können wir nicht steigern, die Intensität jedoch sehr wohl. Klassische Genußmittel wie Schokolade, Kaffee und sogar Alkohol können uns dabei behilflich sein, da diese Nahrungsmittel Stoffe enthalten, die das Lustzentrum im Gehirn anregen.

Das gleiche Prinzip gilt natürlich auch für einige der schon vorgestellten Aphrodisiaka, obwohl die meisten auch auf einer feineren Ebene wirken.

Schokolade

Die handelsübliche dunkle Milchschokolade oder milde Bitterschokolade besteht in der Hauptsache aus Kakao, Zucker und Fett.

Doch der Kakao, über den wir ja bereits gesprochen haben, enthält neben vielen anderen Stoffen auch Theobromin, ein dem Koffein ähnliches Alkaloid und Phenylethylamin, eine stimmungsaufhellende Substanz. Theobromin macht leistungsfähig, spendet Energie, stimuliert die Muskulatur und das Gehirn und wirkt auf das Nervensystem und das Herz anregend. Phenylethylamin ist eine Substanz, die im Gehirn gebildet wird, insbesondere dann, wenn man verliebt ist. Es macht glücklich und erhöht die Konzentration (verliebte Menschen machen in der Regel ihre Arbeit äußerst konzentriert, auch wenn der Volksmund anderes behauptet).

Außerdem bildet Schokolade eine optimale Kombination aus Zucker und Fett, diese Mischung hebt den Endorphin- und Serotoninspiegel im Gehirn an, damit wird die Stimmung verbessert und neue Energien freigesetzt. Sie sehen, Schokolade ist das ideale Mittel, um kleine Stimmungstiefs abzuwenden, glückliche Momente zu intensivieren oder Streßsituationen zu entschärfen, also ein perfektes, schnelles und einfaches Aphrodisiakum.

Kakao hat deshalb eine lange Tradition als Aphrodisiakum, die sich von den Inkas bis ins heutige Südamerika und Asien zieht. Die Schokoladenkraft äußert sich auf der körperlichen Ebene in einer Verbesserung des Allgemeinzustands, auf der emotionalen Ebene kann es helfen, der Verliebtheit wieder nachzuspüren, sie ist demnach besonders für Paare und Personen geeignet – die sich schon länger kennen und das Bedürfnis haben, die Momente der Verliebtheit auf der sinnlichen Ebene immer wieder neu zu beleben. Am wirksamsten ist dafür eine schöne warme Tasse Schokolade, mit viel reinem Kakaopulver, Zucker und frischer, nicht entrahmter Vollmilch.

Noch eine kleine Warnung! Genußmittel im Allgemeinen und Schokolade im Besonderen entfaltet ihre anregende und luststeigernde Wirkung nur in der **richtigen Dosis**, zu viel macht träge und müde. 1 Tasse Schokolade oder 1/8 einer Tafel reichen völlig aus, um die Schokoladenkraft genießen zu können.

Wein

Weine enthalten neben dem Alkohol erstaunlich viele Spurenelemente und andere Stoffe und wird aufgrund seiner positiven Wirkung schon seit langer Zeit in der Naturheilmedizin genutzt. Seine medizinische Wirkung ist zu umfangreich, um sie an dieser Stelle auch nur oberflächlich zu beleuchten – außerdem möchten Sie etwas über Aphrodisiaka erfahren, nicht etwas über die Heilwirkung des Weines.

Insbesondere Rotwein gilt auch schon seit Jahrhunderten als Aphrodisiakum erster Güte: Er entspannt, vermindert Angstgefühle, befreit von Hemmungen und regt die Lebensgeister an. Diese Wirkung läßt sich teilweise auf den Alkohol an sich, andererseits aber auch auf die Inhaltsstoffe des Rotweines selbst zurückführen: Tannin, Gerbsäure, Jod, Kalium, Mangan, Phosphor und über 400 flüchtige Stoffe, deren Wirkung derzeit untersucht werden.

Die englische Zeitschrift „Nature" veröffentlichte 1994 eine Untersuchung, in der festgestellt wurde, daß der Genuß von Rotwein bei Frauen zu einer Erhöhung des Testosteronspiegels führt. Das kann für Frauen, die an eingeschränkter Libido oder gar Frigidität leiden, lebensverändernd wirken.

> **Auch hier gilt: Die richtige Dosierung ist entscheidend!** Interessanterweise kehrt sich die Wirkung des Rotweines (und überhaupt des Alkohols) bei zu großen Mengen schnell in ihr Gegenteil um; auch bei geringer Dosierung kann es nach kurzer Zeit zu Müdigkeit und sexuellem Desinteresse kommen. Testen Sie aus, welche Dosis bei Ihnen positiv wirkt. Als Richtmenge gilt normalerweise: Männer 1 Glas (0,25 Liter), Frauen etwas weniger.

Kaffee

Selbst das klassische Frühstücks- und Nachmittagsgetränk kann Ihnen helfen, Momente zu intensivieren und Lust stärker zu erleben. Dies liegt vor allem am bekanntesten Inhaltsstoff des Kaffees, dem Koffein. Doch neben der gut erforschten, belebenden und anregenden Wirkung des Koffeins darf nicht außer acht gelassen werden, daß Kaffee bis zu 700 unterschiedliche Substanzen enthält! Wie beim Rotwein sind es gerade die Synergieeffekte des natürlichen Nahrungsmittels (also das Zusammenwirken der einzelnen Substanzen), die auf den Organismus und das Liebesleben positiven Einfluß nehmen. Versuchen Sie daher bitte nicht, die Wirkung des Kaffees durch Koffeintabletten zu ersetzten, weil Ihnen beispielsweise Kaffee auf den Magen schlägt. Es gibt gesündere Methoden das zu vermeiden, wie Sie noch sehen werden.

Mäßiger Kaffeegenuß aktiviert das Herz und das zentrale Nervensystem, fördert die Durchblutung der Großhirnrinde, stimuliert die Atmung und aktiviert den Blutkreislauf. Kaffee macht demnach munter und wach, die Konzentration steigt, Empfindung und Wahrnehmung werden intensiviert. Neben diesen direkten körperlichen Veränderungen ist der Kaffee auch meist ein Balsam für die Seele, der Duft frischen Kaffees weckt schöne Erinnerungen an ent-

Auch beim Kaffee gilt: erst die **richtige Dosierung bringt den gewünschten Erfolg!** 1 Tasse einfacher Espresso oder 1 Tasse feingemahlener Bohnenkaffee enthalten die richtige Menge an Koffein, alles was darüber liegt kann Beschwerden verursachen: Herzklopfen, Übelkeit und Schwindel.

spannte Momente in Cafés, Pausen, ein ruhiges Frühstück, eine fröhliche Runde mit Freunden, oder die Erinnerung an ein sehr schönes Essen zu zweit, das mit einem guten Espresso abgerundet wurde.

Kaffee als Aphrodisiakum können beide Geschlechter für sich nutzen, die Kaffeekraft ist körperlich und seelisch wirksam. Er eignet sich deshalb für alle Paare und Personen, die miteinander einen schönen Moment erleben möchten.

Noch ein ganz besonderer Tip von uns: Mischen Sie den Kaffee mit einer guten Prise gemahlenem Kardamom wie die Araber und Inder – der Geschmack ist ausgezeichnet und exotisch, und Sie können die aphrodisierende Kraft des Kardamoms mit der Kaffeeliebeskraft verbinden. Koffeinempfindliche Menschen sollten nicht nur strikt auf die niedrige Dosierung achten, sie sollten auch immer ein Glas Wasser zum Kaffee trinken und Kaffee nie auf nüchternen Magen zu sich nehmen.

Rezepte für Liebende

Die folgenden Rezepte sind immer für zwei Personen bemessen. Sie können natürlich mit Gewürzen nach Belieben experimentieren oder die Rezepte erweitern. Weniger sollten Sie allerdings nicht verwenden, da sonst die aphrodisierende Wirkung verloren geht.

Liebestränke

Muntermacher

Mischen Sie Kaffeepulver mit einer Prise Kardamom, Safran und Vanille, und bereiten Sie ihn wie üblich zu. Bestreuen Sie den fertigen Kaffe in der Tasse mit reinem Kakaopulver, und trinken Sie dieses orientalische Geheimmittel in entspannter Atmosphäre.

Für ausgefallene Abende

Weichen Sie in $1/4$ Liter guten Rotwein $1/2$ Zimtstange und $1/2$ Vanilleschote, eine Prise frisch geriebene Muskatnuß und eine Messerspitze Koriandersamen 1 Stunde lang ein. Gießen Sie dann den Wein durch ein feines Sieb und kredenzen Sie ihn. Bitte beachten Sie, daß die Wirkung sehr stark sein kann.

Liebesmenü für Verliebte

Wir wollen Ihnen abschließend noch ein ganz besonderes Liebesmenü vorstellen, das Verliebten alle Möglichkeiten eröffnet. Natürlich können wir nicht auf alle speziellen und individuellen Wünsche und Bedürfnisse eingehen – aber Sie können das Menü ja ohne weiteres Ihren Anforderungen entsprechend erweitern.

Erheiternde Pinienkerncremesuppe

Pürieren Sie die Pinienkerne mit den Eidottern zu einer feinen weichen Paste, und fügen Sie die Brühe und die Sahne hinzu.

Geben Sie dann die Gewürze und den Uzo hinzu, und erhitzen Sie alles auf mittlerer Hitze in einem Topf. Achtung: die Suppe sollte nicht kochen, sondern langsam eindicken (reduzieren).

Zutaten:

100g Pinienkerne
3 Eidotter
250 ml Hühner- oder Gemüsebrühe
200 ml Sahne
2 Teelöffel Uzo
2 Teelöffel Safran
1 Teelöffel Chillipulver

Tantrisches Tomatengemüse

Schneiden Sie die Tomaten in feine Würfel.

Geben Sie den Reis mit der doppelten Menge lauwarmen Wasser in einen Topf, und lassen Sie ihn auf mittlerer Hitze gar werden. Vermeiden Sie es, den Deckel zu oft anzuheben.

Zerkleinern Sie die Zwiebel, den Ingwer und den Koriander.

Erhitzen Sie in einer Pfanne 3 Eßlöffel Olivenöl (Achtung, das Öl darf nicht zu stark erhitzt werden und sollte nicht „brutzeln"), und geben Sie den Kardamom, die Gewürze und Zwiebel hinein.

Fügen Sie nach etwa 3 Minuten die Tomaten hinzu, und lassen Sie das Ganze etwa 10 Minuten bei geschlossenem Deckel garen.

Sie können ganz am Schluß auch noch eine Handvoll frische Korianderblätter auf dem Gemüse verteilen.

Zutaten:

4 große feste Tomaten
1 Zwiebel
2-3 Knoblauchzehen
ein etwa daumengroßes Stück frischen Ingwer
1-2 Kardamomkapseln
2 Teelöffel Koriander (evtl. frischer Koriander)
3 Eßlöffel Olivenöl
250 g Reis (am besten Basmatireis)

Zutaten:

1 Packung
Schokoladenpudding
1 Vanilleschote
1/2 Teelöffel Muskatnuß
und Zimt
1 Prise Chilli- oder Cayenne-
pfeffer
reines Kakaopulver

Arabisches Schokodessert

Bereiten Sie den Pudding nach Anweisung zu.
Während des Eindickens geben Sie die Vanilleschote
und die anderen Gewürze hinzu.
Danach gut im Kühlschrank kühlen lassen.
Vor dem Servieren großzügig mit Kakaopulver bestäu-
ben.

Stichwortverzeichnis

A

Akupressur 72
Alkohol 20
Alraune 21
Alstonia 22
Alternativmedizin, Aphrodisiaka der 50
Ambra 15
Aphrodisiaka
–, fragwürdige Mittel 14
–, Geschichte der 9
–, pflanzliche 20
–, Sinn und Unsinn der 12
–, tierische 14
Apotheke, Liebesmittel aus der 46
Austern 102

B

Bachblüten 58
– Cherry Plum 58
– Crab Apple 58
– Gentian 59
– Gorse 59
– Holly 59
– Honeysuckle 59
– Larch 59
– Mimulus 59
– Pine 60
– White Chestnut 60
– Wild Rose 60
– Willow 60
Bachblütentherapie 57
Badeöl 53
Bauch 76
Bauchmassage 77
–, Durchführung der 78
–, Wirkungen der 77
Betelnuß 23
Bergamotte 54
Bilsenkraut 24

Blütenpollen 46
Bohnen 103
Brennessel 103

C

Cherry Plum 58
Chili 62
Coca 25
Crab Apple 58

D

Damiana 26
Düfte, aphrodisierende 50
Duftlampe 53

E

Engelstrompete 27
Entspannung 87
Ephedrakraut 28
Erotik, Zentrum der 76

F

Fenchel 104
Fleischeslust 114
Fliegenpilz 28
Fo-ti-tieng 29
Frauen, Mondritual für 97

G

Gentian 59
Geweihe 15
Gewürze 62
– Chili 62
– Gewürznelke 62
– Koriander 63
– Muskatnuß 63
– Pfeffer 63
– Rosmarin 64
– Safran 64

– Sellerie 65
– Vanille 65
Gewürznelke 62
Ginseng 30
Gorse 59
Granatapfel 105
Guarana 31

H
Hanf 31
Hexentrank 92
Holly 59
Honeysuckle 59
Hormone 47

I
Ingwer 106

J
Jasmin 55

K
Kaffee 117
Kakao 107
Karotten 107
Kawa-kawa 33
Knoblauch 108
Kolanuß 33
Korallenbaum 34
Koriander 63
Kraftdragees 47

L
Larch 59
Liebeskraft, Rituale für die 97
Liebespunkte 66
Liebestränke, geheimnisvolle 93
Liebeszauber 92
Lingzhi-Pilz 34
Lusttropfen 47

M
Magen 100
Manneskraft, magisches Ritual
   für die 98
Massage 66
Massageöl 53

Meditation 87
Mimulus 59
Mohn 35
Muntermacher 118
Muria Puama 36
Muskatnuß 63
Myrte 37

N
Nahrungsmittel 100
– aphrodisierende 101
– Austern 102
– Bohnen 103
– Brennessel 103
– Fenchel 104
– Granatapfel 105
– Ingwer 106
– Kaffee 117
– Kakao 107
– Karotten 107
– Knoblauch 108
– Pinienkerne 109
– Quitte 110
– Rüben 107
– Schokolade 116
– Sellerie 111
– Spargel 111
– Trüffel 112
– Wein 116
– Weizenkeime 112
– Zwiebel 113
Nashorn 16
Neroli 55

O
Öle 52
–, aphrodisierende 52
–, ätherische, in der Küche 54
–, erotisierende 54

P
Parfums 53
Patchouli 55
Pfeffer 63
Pfefferminz 56
Pheromonparfüms 46

Pine 60
Pinienkerne 109

Q
Quebracho 37
Quitte 110

R
Reflexzonenmassage 70
Rezepte für Liebende 118
– Pinienkerncremesuppe,
  erheiternde 119
– Tomatengemüse, tantrisches 119
– Schokodessert, arabisches 120
Rose 56
Rosmarin 64
Rüben 107

S
Sabalpalme 38
Safran 64
Sandelholz 57
San-Pedro-Kaktus 38
Schlangenblut 16
Schokolade 116
Seele, Aphrodisiaka der 82
Sellerie 65, 111
Spanische Fliege 17
Spargel 111
Stechapfel 39

T
Tiergenitalien 18
Tigerpräparate 18

Trüffel 112

U
Unterbewußtsein 84

V
Vanille 65
Viagra 48
Visualisierung 86

W
Waldmeister 40
Wegwarte 41
Weihrauch 54
Wein 116
Weizenkeime 112
Wermut 41
White Chestnut 60
Wild Rose 60
Willow 60
Winde 42
Worte, Macht der 96

Y
Yage 43
Yang-Punkte 73
Yin-Punkte 72
Yohimbe 43

Z
Zonen, erogene 66
Zwiebel 113

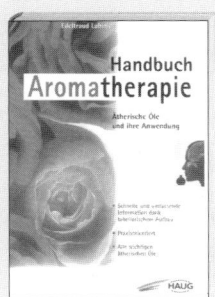
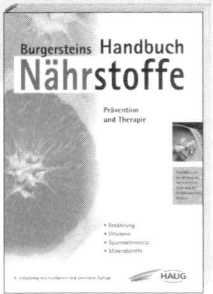
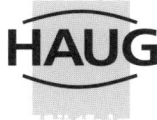

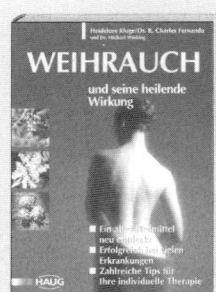
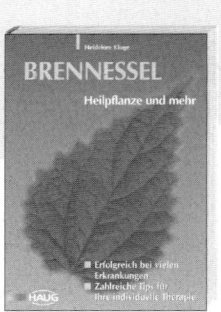
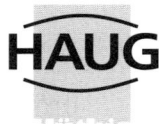